新中街幼儿园
东棉花幼儿园 联盟
XINZHONGJIEYOUERYUAN
DONGMIANHUAYOUERYUAN
LIANMENG

四季调理膳食

SIJITIAOLISHANSHI

主编 李丽华

语文出版社
·北京·

图书在版编目（C I P）数据

四季调理膳食 / 李丽华主编. -- 北京 : 语文出版社，2016.1
ISBN 978-7-5187-0314-2

Ⅰ. ①四… Ⅱ. ①李… Ⅲ. ①儿童－保健－食谱 Ⅳ. ①TS972.162

中国版本图书馆CIP数据核字(2016)第004987号

责任编辑　付　佳
装帧设计　大清设计工作室
出　　版　语文出版社
地　　址　北京市东城区朝阳门内南小街51号　100010
电子信箱　ywcbsywp@163.com
排　　版　大清设计工作室
印刷装订　河北新华第一印刷有限责任公司
发　　行　语文出版社　新华书店经销
规　　格　787mm×1092mm
开　　本　1/16
印　　张　13.25
字　　数　160千字
版　　次　2016年3月第1版
印　　次　2016年3月第1次印刷
印　　数　1-1,000
定　　价　30.00元

010-65253954（咨询）010-65251033（购书）010-65250075（印装质量）

《四季调理膳食》编委会

主　　编：李丽华

副 主 编：李朝晖　刘湘丽　王倩

指导专家：陈欣欣　中华预防医学会儿童保健分会常务委员

郑　军　首都医科大学附属北京中医医院儿科主任 主任医师 教授

李　建　首都医科大学附属北京中医医院儿科主任医师 教授

编　　委：张　蕊　张艳华　郭小爽　张　超

李　昂　穆冬艳　金　欧　邵　鑫

菜品制作：屈小山　何　铮　王　东

张　蒙　王晓嘉　甘世鹏

序言

Preface

幼儿园一日三餐膳食中的营养是否均衡，对幼儿的生长发育与健康至关重要，并一直受到幼儿园园方与家长的高度重视。如何科学合理地调配食谱，制作出幼儿喜爱的色香味俱全的膳食，也一直是幼儿园老师在实际工作中不断研究、探索、实践的课题。

新中街东棉花联盟幼儿园狠抓幼儿健康的源头，从膳食营养入手，积极开展幼儿园艺术饮食、传统饮食、多元文化饮食研究，取得了长足进步，而且提出了“饮食不仅要吃出健康，更要吃出文化、吃出品位”的理念。在幼儿园保健人员、炊事员团队的密切合作下，我们将近年来制作的健康可口的烹饪菜品进行了总结，编写了《四季调理膳食》一书。

本书呈现出了以下几个方面的特点：

——在中医专家的指导下，依据“医食同源”的饮食理论，精心研究幼儿四季调理的膳食，根据一年四季变化和幼儿生长发育特点，科学安排、精心调配每个季节的菜品，使幼儿的身体能够适应四季变换的规律，适应寒热温凉的气候变化，从而实现幼儿的健康成长。

——将“饮食文化”融入幼儿膳食中。书中将中西方美食融入到了幼儿日常饮食中，如中餐中的传统八宝益寿饭、营养三彩水饺，西餐中的西红柿通心面、芝士椰丝球等，使幼儿在品尝美食的同时，还学习了中、西餐的礼仪，了解了中、西餐的不同饮食文化。

——不断翻新幼儿园的面点花样，将面点制作成幼儿喜闻乐见的动物卡通形象，如青蛙戏水、小鸡出壳、竹林嬉戏等，这些面点花样各异、造型美观、甜咸度适中，既触发了幼儿的好奇心，也刺激了幼儿的食欲。

调理膳食不仅是一门科学，也是一种文化。希望这本书能够为您搭建起在幼儿园膳食营养工作中相互学习、相互借鉴、不断创新的交流平台，同时也能为家长烹饪幼儿膳食提供有益的参考与借鉴。

中华预防医学会儿童保健分会常务委员　陈欣欣

2015 年 4 月

目录

四季调理膳食

春季调理膳食

汤篇

粥篇

素菜篇

荤菜篇

主食篇

甜品、小点篇

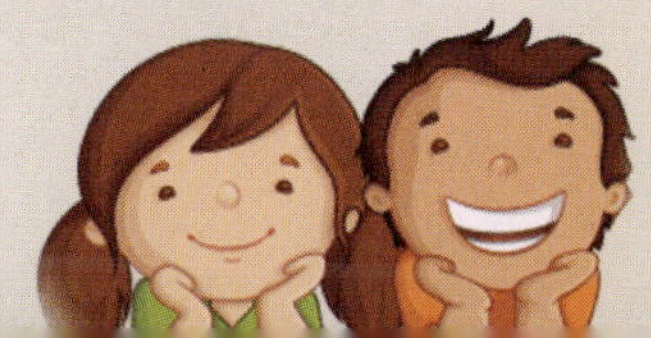

夏季调理膳食

汤篇

粥篇

素菜篇

荤菜篇

主食篇

甜品、小点篇

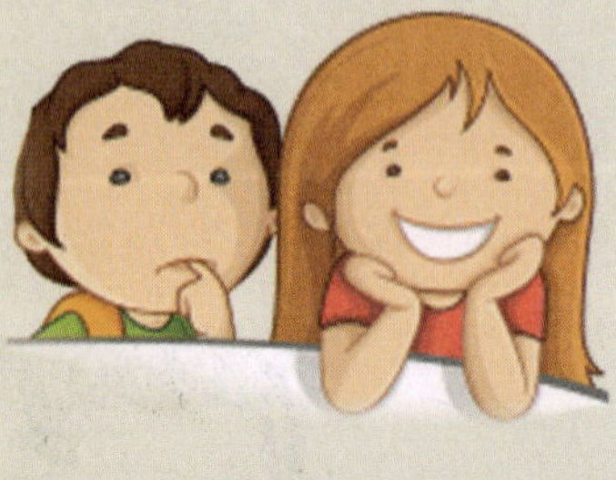

秋季调理膳食

冬季调理膳食

汤篇

粥篇

素菜篇

荤菜篇

主食篇

甜品、小点篇

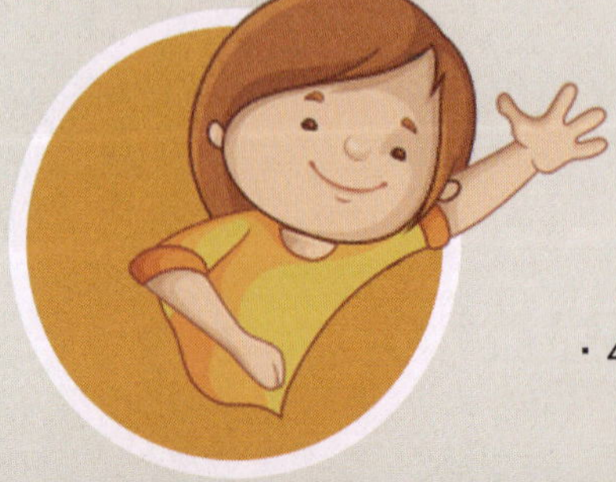

春季调理膳食

CHUNJI TIAOLI SHANSHI

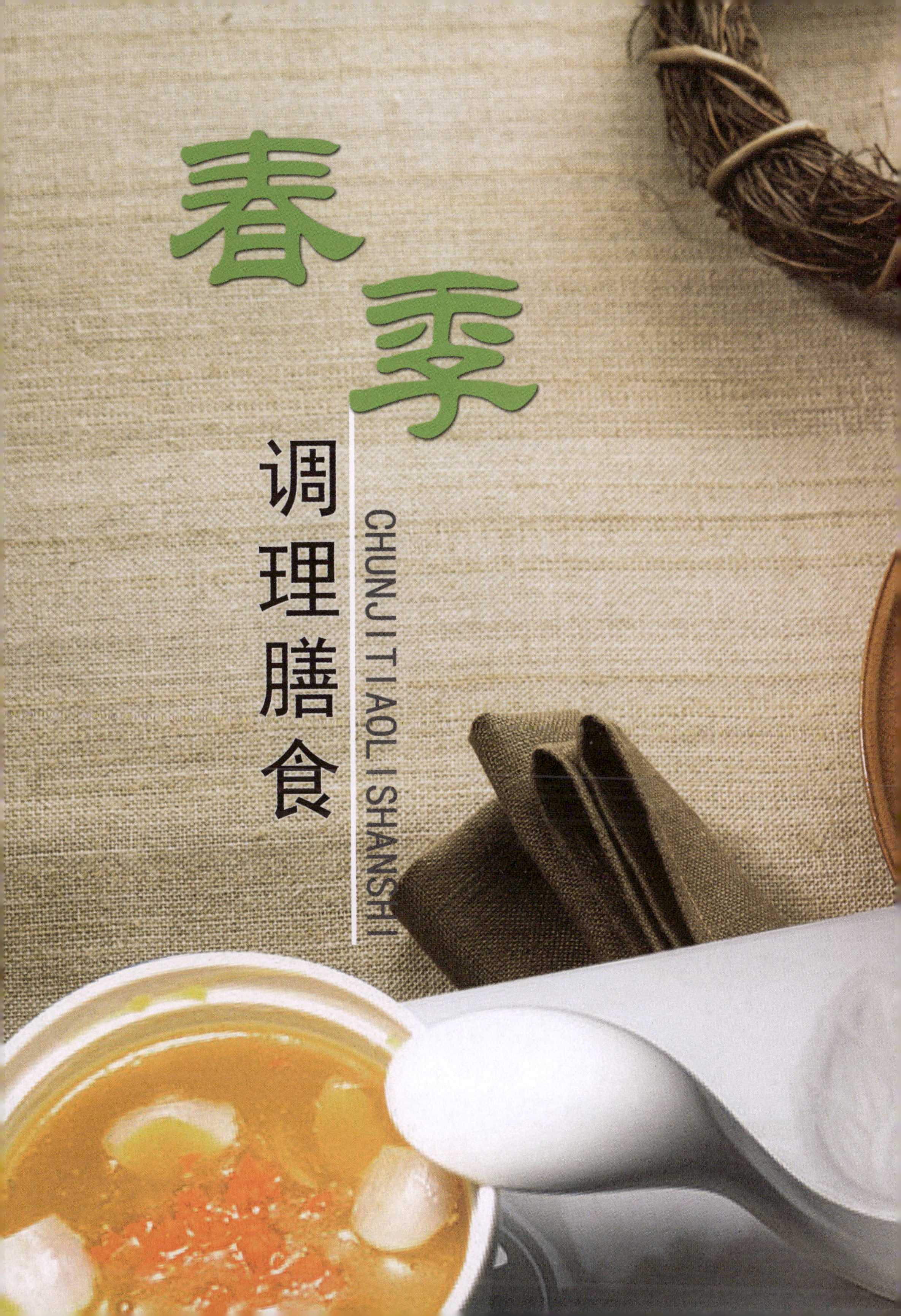

【季节时令特征】

王安石曾经用这样一首诗描述春天："春日春风有时好，春日春风有时恶，不得春风花不开，花开又被风吹落。"的确，春季气候变化多端，其主要特点表现在以下几个方面：

气温变化幅度大。人们一般把春季称作一年之始，正所谓"万象更新""生机勃勃"，但春季也是一年中天气变化幅度最大的季节，"乍暖还寒""冷暖骤变"是春季气温的显著特征。

空气干燥、多大风天气。特别是在我国北方地区，南北大风经常交替出现且风力较大。一般来说，五月份后，这种情况才会有所好转。一次大风天气的到来，不仅会带来冷空气，使气温下降，同时还会降低空气湿度，这样的气候条件很容易引起感冒、鼻炎、关节炎、精神病、皮肤病等病症。

北方沙尘天气多。春季气温回升，这时如果降水偏少、地面干燥，那么当大风来临时，就极易出现沙尘天气。在我国北方地区，每年的三、四月份是沙尘天气的多发期。沙尘天气发生的结果就是使大气中各种悬浮颗粒急剧增多，特别是那些对人体有害的可吸入颗粒物的浓度也急剧升高，从而导致空气质量下降。这些悬浮颗粒中有很多致敏物质，容易使过敏体质的人产生过敏反应，引起过敏性皮炎、过敏性鼻炎、哮喘以及荨麻疹等过敏性疾病。

【幼儿生长特征】

3～6岁学龄前幼儿正处于生长发育的活跃阶段，体重每年增加约1.6千克，同时身高的增长也比较稳定，每年增长约5厘米。随着幼儿活动量的逐渐加大，他们的体力消耗也在慢慢增加，但是，由于这个时期幼儿的各个器官的发育尚未完全，身体的抵抗力较差，因此更容易患上各种疾病，所以给予幼儿充足的营养和合理的膳食就显得至关重要了。

【幼儿饮食特征】

春季气温变化大，冷热刺激可使幼儿机体内的蛋白质分解加速，导致其机体抵抗力降低，容易传染或者复发疾病。这时，幼儿更需要补充富含优质蛋白质的食品。

春季幼儿的肝气最旺，容易出现脾胃虚弱病症，饮食宜选择甘、温之品，忌酸涩；应选择清淡可口的食物，少吃油腻、生冷及刺激性食物。

春季幼儿会较普遍地出现多种维生素、无机盐及微量元素摄取不足的情况，易发口腔炎、口角炎、舌炎和某些皮肤病等，这些均是由于新鲜蔬菜吃得少而造成的营养失调所致。因此，春季到来，一定要让幼儿多吃蔬菜，多食水果，补充其身体所需的维生素和水分。

【食材营养价值】

春季里幼儿适合食用富含蛋白质的食品，如：鸡蛋、鱼类、鸡肉和豆制品等。

春季里幼儿也适合食用富含维生素的食品，如：小白菜、油菜、西红柿和柑橘、柠檬等新鲜果蔬富含维生素 C，具有抗病毒的作用；胡萝卜、苋菜等黄绿色蔬菜富含维生素 A，具有保护和增强上呼吸道黏膜和呼吸器官上皮细胞的功效；芝麻、青色卷心菜、菜花等富含维生素 E，可提高人体免疫力，增强机体抗病能力。

春季里幼儿还适宜吃味甜的食物，以健脾胃之气，如：大枣，性味平和，可以滋养血脉，强健脾胃，既可生吃，亦可做成枣粥、枣糕以及枣米饭食用；山药也是春季饮食佳品，有健脾益气、滋阴养肺的作用。春季是个多病的季节，多吃些水果，如香蕉、梨、草莓、桔子、葡萄、樱桃等则可以帮助幼儿增强抵抗力、提高身体免疫力。

汤篇

春季调理膳食

CHUNJITIAOLISHANSHI

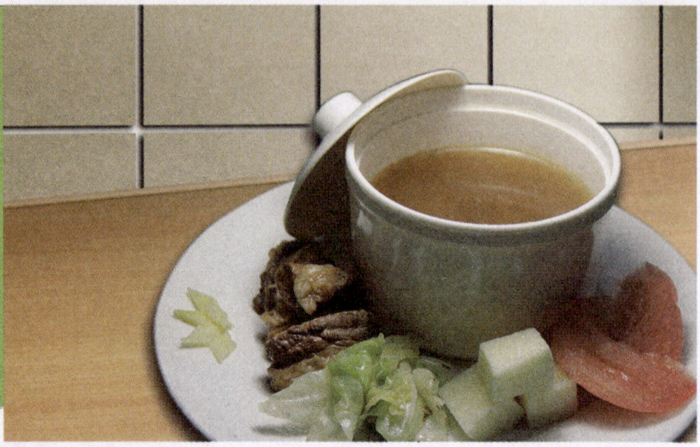

西红柿牛腩汤

XIHONGSHINIUNANTANG

一、菜品介绍

此汤口感酸甜、色泽诱人，对于爱挑食、胃口不好的幼儿来说，这款酸酸甜甜的汤可开胃、健脾，肉与蔬菜搭配，也能均衡幼儿的膳食结构。

二、原料食材

■主料：牛腩、西红柿　■辅料：土豆、圆白菜、姜　■调料：盐

三、制作方法

1. 牛腩切小块，西红柿、土豆、圆白菜切小块，姜切片。
2. 牛腩焯水去掉血沫。
3. 锅中做水烧开，放入焯好水的牛腩、姜片，小火煲两个小时。
4. 在锅中放入土豆块，10 分钟后放圆白菜块、西红柿块、适量盐，再煮 5 ~ 10 分钟后即可。

四、专家营养介绍

牛肉性味甘平，含有丰富的蛋白质，与猪肉相比，其氨基酸组成更接近人体需要，能提高机体抗病能力，对正处在生长发育期的幼儿来说非常有益。新鲜的西红柿是高水分、低脂肪、富含维生素和矿物质的高营养蔬菜兼水果类食品，营养丰富、老少皆宜，可以天天吃、顿顿吃。新鲜的西红柿富含维生素 C，番茄酱富含番茄红素，两者同时食用营养更全面，菜品更诱人。牛腩和西红柿两种食材搭配制作成的西红柿牛腩汤，汤品色泽诱人，有助于增加幼儿的食欲。

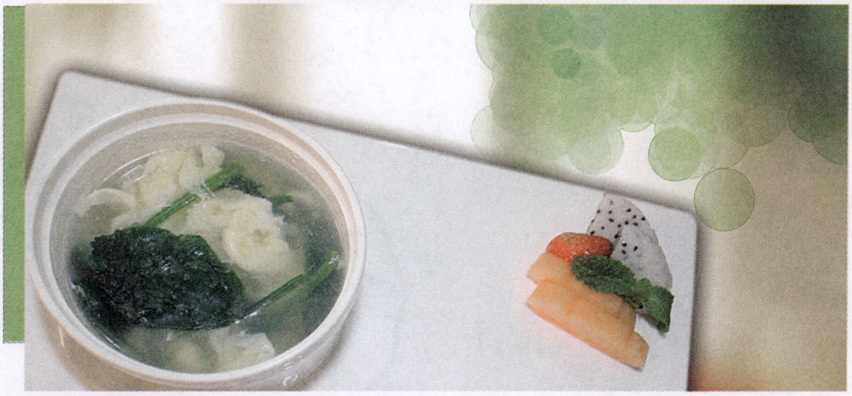

绿菠芙蓉汤

LYUBOFURONGTANG

一、菜品介绍

此汤菠菜碧绿、鸡蛋微黄、味美色鲜，有润燥和加快新陈代谢之功效，是适合幼儿春季饮用的上选汤品。

二、原料食材

■主料：菠菜　　■辅料：鸡蛋　　■调料：盐、淀粉、香油

三、制作方法

1. 菠菜清洗后，挤干水分，切成 1 ~ 2 厘米长段；生鸡蛋打散成蛋汁。
2. 菠菜焯水（目的是去除草酸，否则草酸会与鸡蛋中的钙结合形成草酸钙，这种物质不易被人体吸收且会破坏食物的营养成分）。
3. 将高汤倒入锅中，煮开后加入菠菜，以盐调味，待沸腾后，用少许高汤溶解淀粉后倒入锅内。
4. 再次将汤煮沸后，以绕圈方式倒入蛋汁，开锅后淋上香油即可。

四、专家营养介绍

菠菜中含有丰富的胡萝卜素、维生素 C、钙、磷及一定量的铁、维生素 E 等有益成分，能供给人体多种营养。菠菜所含的胡萝卜素，在人体内能转变成维生素 A，可以维护正常视力和上皮细胞的健康，增强抵抗力，促进幼儿生长发育。

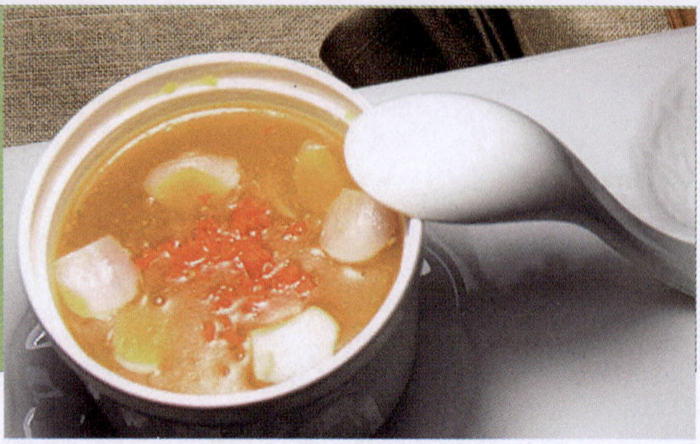

百合双红南瓜汤

BAIHESHUANGHONGNANGUATANG

一、菜品介绍

此汤香甜可口、营养丰富，幼儿多食可防病健体、补血益气。

二、原料食材

- 主料：南瓜
- 辅料：鲜百合、胡萝卜
- 调料：红糖、油

三、制作方法

1. 南瓜、胡萝卜切小块，百合掰小瓣。
2. 胡萝卜用油煸炒后备用。
3. 锅中做水烧开后放入南瓜煮 10 分钟，再放入煸好的胡萝卜、适量红糖，煮 5 分钟，最后放入百合略煮即可。

四、专家营养介绍

南瓜性温味甘，含有淀粉、蛋白质、胡萝卜素、维生素 B、维生素 C、钙和磷等成分，营养丰富，有润肺益气、治咳止喘的功效；红糖含有多种微量元素和矿物质，有暖胃、补血、活血、散寒的功效；百合主要含有生物素、秋水碱等多种生物碱和营养物质，有良好的润肺止咳、滋补开胃等功效。

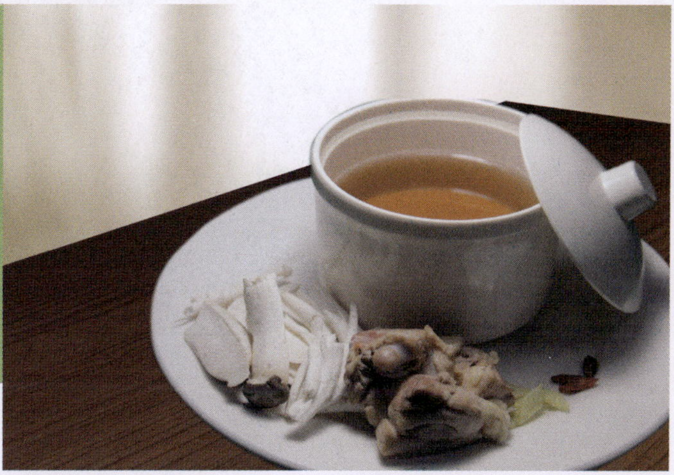

鲜蘑鸡汤
XIANMOJITANG

一、菜品介绍

浓香的鲜蘑鸡汤，鸡肉美味、蘑菇鲜嫩、口感滑爽，小小鲜蘑伞，漂浮在清香的汤中，能带给幼儿无限遐想。

二、原料食材

■主料：鸡　　■辅料：鲜蘑菇、姜　　■调料：盐

三、制作方法

1. 鸡剁成小块，蘑菇切小丁，姜切片。
2. 鸡块、蘑菇分别焯水。
3. 锅中做水，烧开后放入鸡块、姜片，大火煲30分钟后改小火煲1～2个小时。
4. 锅中放入蘑菇、适量盐，再煮30分钟即可。

四、专家营养介绍

经过慢火炖制的鸡肉，非常容易消化。肉中的蛋白质能水解为肽、氨基酸与其他有益成分，极易被吸收。鸡汤内含有一种能增强鼻咽部血液循环和黏膜分泌的物质，有助于保持呼吸道通畅和预防呼吸系统感染。幼儿如果得了感冒，喝鸡汤还能够减轻症状。蘑菇号称“植物肉”，有益胃肠，具有化痰、理气的功效。

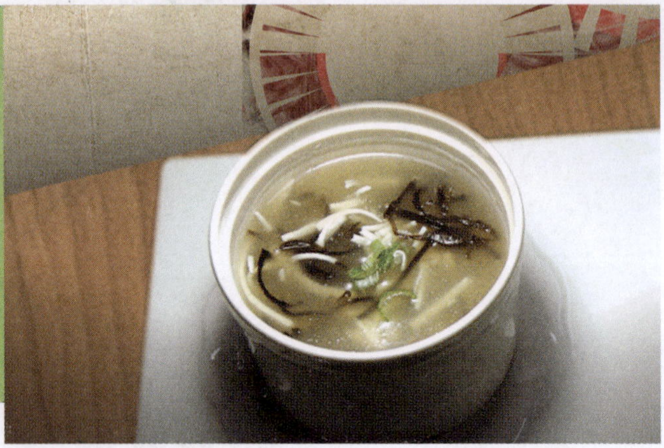

木茸白玉汤

MURONGBAIYUTANG

一、菜品介绍

春季汤品食材宜选用较清淡、温和且扶助正气、补益元气的食物，木茸白玉汤就是一例清淡鲜香的靓汤，碧绿和雪白衬托出汤的清新，可以增强幼儿的食欲。

二、原料食材

■主料：豆腐　■辅料：木耳、香菜、姜　■调料：盐、香油

三、制作方法

1. 豆腐切小块，木耳撕小片，香菜切末，姜切片。
2. 锅中做水烧开后放入豆腐、姜片、木耳、适量盐，改小火煮10分钟。
3. 关火放香菜末，再淋上少许香油即可。

四、专家营养介绍

本汤是例素汤，其中的豆腐含有丰富的蛋白质和植物性雌激素，低脂肪，不含胆固醇，含钠量低，容易被胃肠吸收。汤中的黑木耳营养丰富，含有大量的碳水化合物、蛋白质、铁、钙、磷、胡萝卜素、维生素等营养物质，有“素中之荤”“菌中之花”的美称，其营养价值可与动物性食物相媲美，与菇类并称“最佳菌类”，有补血、润肺的功效。豆腐和木耳的结合是理想的食疗佳品。

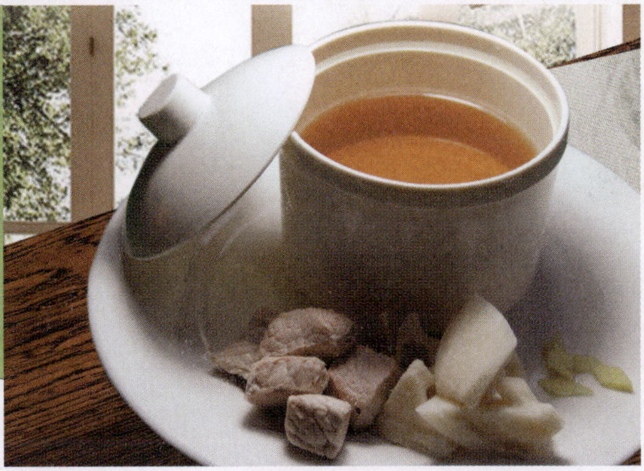

莲藕煲猪肉
LIANOUBAOZHUROU

一、菜品介绍

莲藕煲猪肉是汉族名菜，也是汤中佳品，此汤是春季进补靓汤，汤品补而不燥、润而不腻、香浓可口，是幼儿春季生长发育不可缺少的一例汤品。

二、原料食材

- 主料：猪肉
- 辅料：莲藕、姜、枸杞
- 调料：大料、桂皮、香叶、盐、料酒

三、制作方法

1. 猪肉切小块，莲藕去皮、切块，姜切片。
2. 猪肉焯水，大料、桂皮、香叶包成料包。
3. 锅中做水烧开后放入料酒、料包、姜片、猪肉，大火煲 30 分钟后，改小火煮 2 个小时左右。
4. 放入莲藕、枸杞，再煮 20 分钟即可。

四、专家营养介绍

莲藕性味甘寒，富含维生素 B、维生素 C，有消炎化瘀、清热解燥、止咳化痰之功效，是祛瘀生新、健脾益胃、润燥养阴的佳品，再配以滋阴润燥、补中益气的猪肉，素荤搭配，可为人体提供丰富的营养成分。

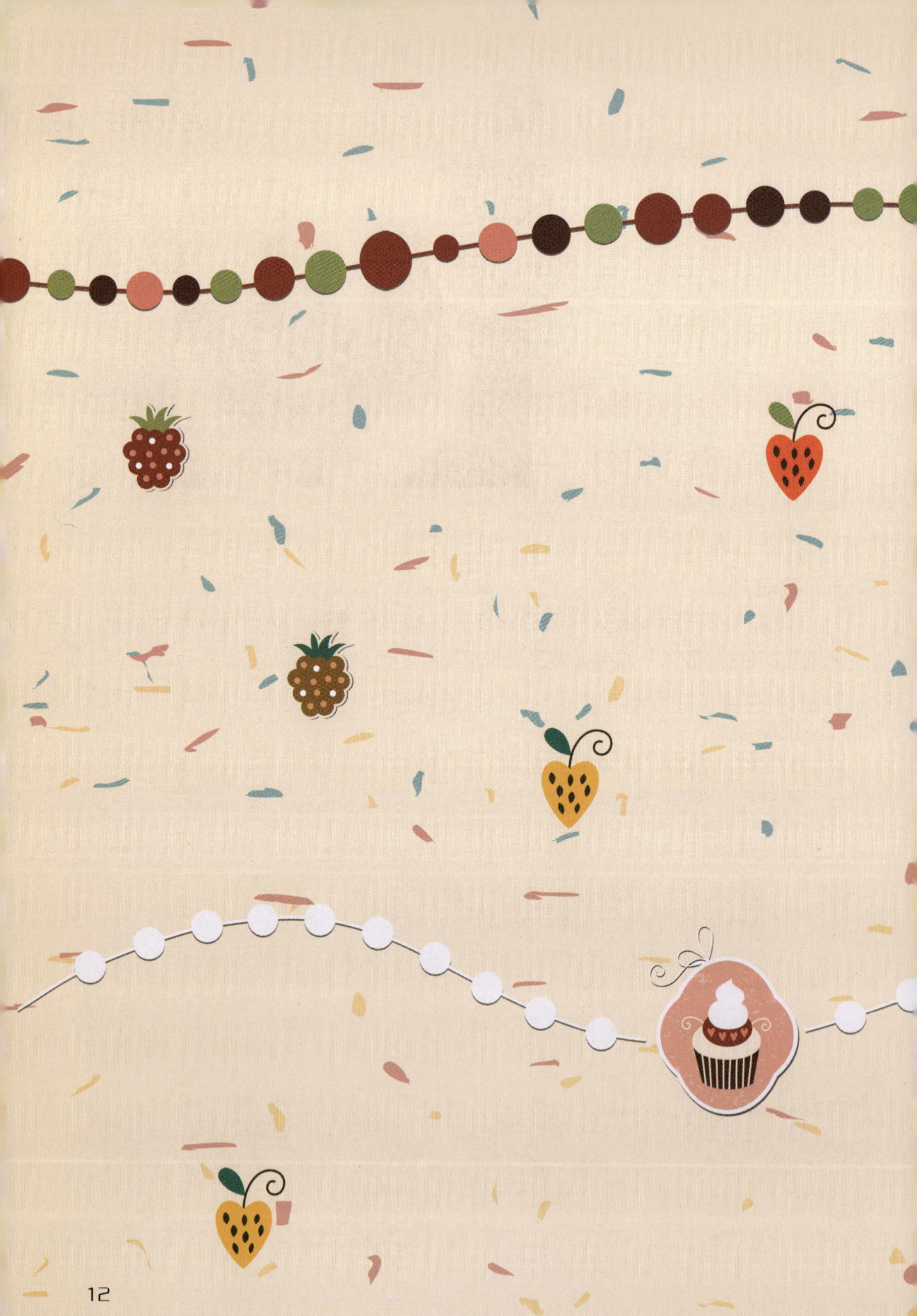

粥篇

春季调理膳食

CHUNJITIAOLISHANSHI

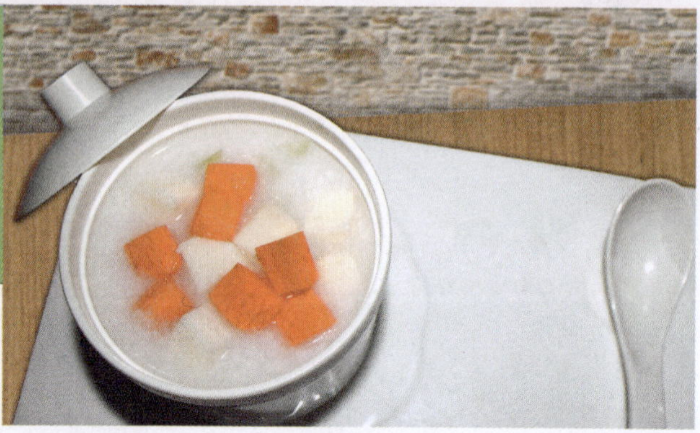

健脾双色粥

JIANPISHUANGSEZHOU

一、菜品介绍

春天是万物复苏、生机盎然的季节，也是幼儿生长发育最快、消化吸收功能增强、进食量增加的时期。健脾双色粥用米粥配以山药、胡萝卜，具有增强幼儿脾胃消化能力的功效，让幼儿长得更好、更壮。

二、原料食材

- 主料：大米
- 辅料：山药、胡萝卜
- 调料：油

三、制作方法

1. 山药、胡萝卜洗净，去皮切小丁；大米淘洗干净。
2. 锅中放少许油，煸炒胡萝卜（胡萝卜素本身没有营养价值，需经过高温加热后转化成有营养价值的维生素 A，但维生素 A 是脂溶性的，因此只有经过油的煸炒才能被人体所吸收）。
3. 大米放入锅中加入适量水烧开，中火煮 3 分钟。
4. 再将胡萝卜与山药一起放入锅中，改为小火煮至粘稠即可。

四、专家营养介绍

脾是先天之根本，它和胃相为表里，两者均是主要的消化器官。山药性平、味甘，有较强的收涩效果，可保健脾胃、滋补虚羸、增益肾气、强健筋骨；此外鲜山药中的黏液还含有消化酵素，能调节消化功能，发挥滋补作用，改善因虚弱久泻、肠胃敏感而导致的习惯性腹泻现象。胡萝卜含有大量胡萝卜素，胡萝卜素进入机体后，在肝脏及小肠黏膜内经过酶的作用，其中 50% 变成维生素 A，有补肝明目的作用，可治疗夜盲症；此外胡萝卜中的膈宽肠植物纤维也可增加胃肠蠕动、促进代谢、通便防癌。

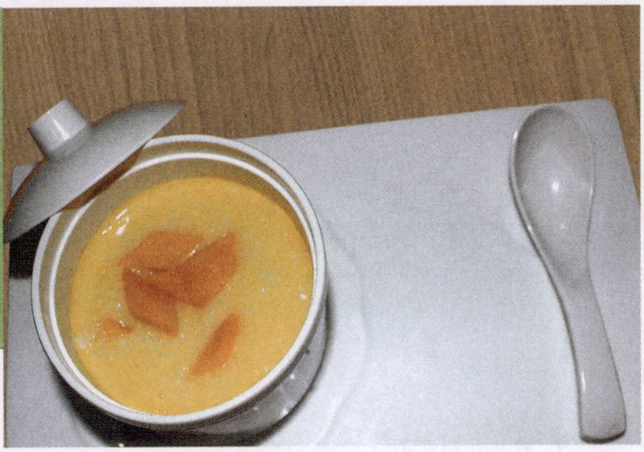

南瓜小米粥
NANGUAXIAOMIZHOU

一、菜品介绍

小米是一种健康食品，它属于粗粮的一种，具有很高的营养价值；而南瓜也是深受人们欢迎的一种蔬菜，对人体有很多好处。当这两种食物混合在一起，南瓜色泽金黄、香甜软糯，能中和小米略显粗糙的口感，既营养、又健康。

二、原料食材

- 主料：小米
- 辅料：南瓜
- 调料：红糖

三、制作方法

1. 南瓜去皮、切丁，小米洗净。
2. 锅中放水，水开后加入小米煮 5 分钟后加入南瓜。
3. 待水烧开后转成小火，加少许红糖，继续炖煮 15 分钟即可。

四、专家营养介绍

南瓜性味甘、温，归脾、胃经，有补中益气、清热解毒的功效，适用于脾虚气弱、营养不良、肺痈、水火烫伤等症状；小米能开肠胃、补虚损、益丹田，可用于气血亏损、体质虚弱、胃纳欠佳者进补。所以南瓜小米粥适合血气亏损、身体虚弱的幼儿，此外胃口不好、体内有热毒的幼儿也可以多喝南瓜小米粥。

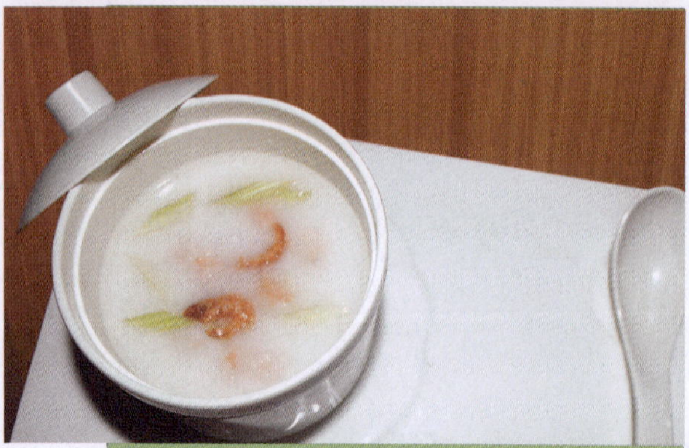

翡翠鲜虾粥

FEICUIXIANXIAZHOU

一、菜品介绍

这是一道富含蛋白质、维生素、无机物的粥品，对于没有食欲的幼儿来说，此粥是非常好的选择。

二、原料食材

- 主料：大米
- 辅料：小白菜、鲜虾、姜
- 调料：盐、油

三、制作方法

1. 小白菜洗净，切小段；鲜虾去头、去壳、剔掉沙线和肠子，片开；姜切末；大米淘净。
2. 大米煮粥，烧开后调到小火煮至黏稠。
3. 把小白菜和虾放入煮好的粥里，加入少许食用油和适量盐、姜末，小火煮 15 分钟即可。

四、专家营养介绍

虾的肉质肥嫩鲜美，食之既无鱼腥味，又没有骨刺，老幼皆宜，备受青睐。虾营养也极为丰富，所含蛋白质是鱼、蛋、奶的几倍到几十倍；此外，虾还含有丰富的钾、碘、镁、磷等矿物质及维生素 A、氨茶碱等成分，其肉质和鱼一样松软，易消化，对健康极有裨益；特别是虾中丰富的镁对心脏活动具有重要的调节作用，幼儿经常食用能很好地保护心血管系统。

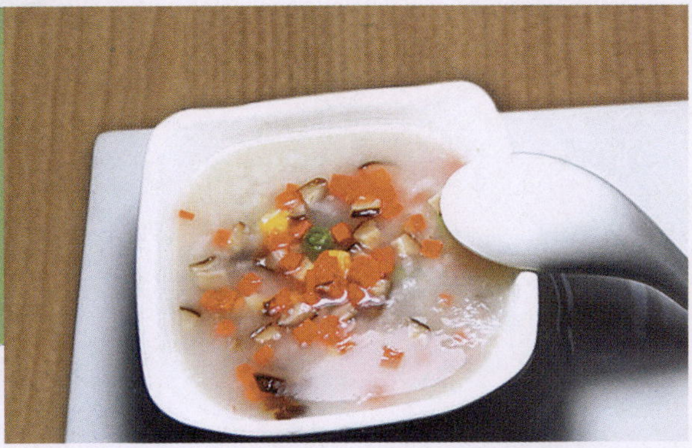

五彩田园粥
WUCAITIANYUANZHOU

一、菜品介绍

此款粥品集多种蔬菜于一身，新鲜的豆类、蔬菜加入粥中，色泽缤纷、清香怡人。

二、原料食材

- 主料：大米、小米
- 辅料：玉米粒、豌豆、胡萝卜、香菇、芹菜
- 调料：盐

三、制作方法

1. 香菇、胡萝卜、芹菜切小粒，大米、小米淘净。
2. 胡萝卜、芹菜、豌豆、玉米粒焯水备用。
3. 锅中放水烧开后放入大米、小米，小火煮至大米、小米开花。
4. 锅中放入准备好的各种蔬菜，加盐调味，再用小火煮 10 分钟即可。

四、专家营养介绍

玉米中的维生素含量非常高，是稻米、小麦的 5 ~ 10 倍；同时，玉米中含有大量的碳水化合物、蛋白质、脂肪、胡萝卜素、核黄素、维生素等营养物质，多吃玉米能刺激大脑细胞，增强幼儿的记忆力。豌豆具有通便、提高免疫力、聪耳等功效，还能够安神除烦、补充能量、润肠、抗辐射等。

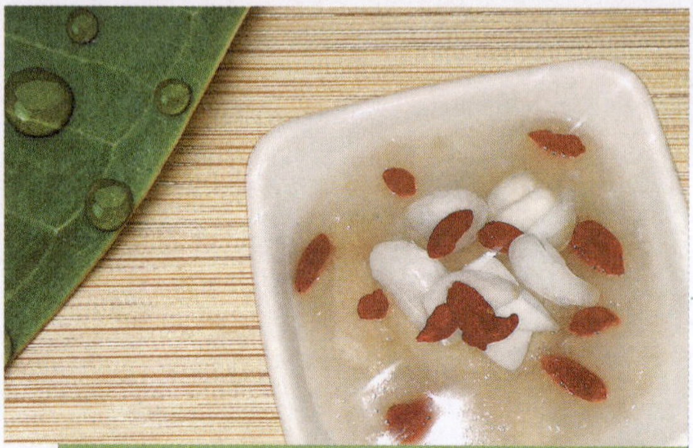

杞子清凉雪梨粥

QIZIQINGLIANGXUELIZHOU

一、菜品介绍

春燥来袭的时候，生活中幼儿饮食稍微有些不注意就会出现各种上火的症状。杞子清凉雪梨粥，选取天然而美味的雪梨，口感清凉甜美，润养身心，可有效防治上火。

二、原料食材

- 主料：大米
- 辅料：梨、枸杞
- 调料：冰糖

三、制作方法

1. 雪梨去皮去核、切成小丁，枸杞用水清洗干净、适当浸泡，大米淘净。
2. 锅中放米和适量的水，烧开后倒入梨丁，小火烧半小时，再放入冰糖煮10分钟。
3. 关火前撒上枸杞，盖上盖子焖一会儿即可。

四、专家营养介绍

雪梨的果肉含有丰富的果浆、葡萄糖和苹果酸等有机酸，还含有脂肪、钙、磷、铁以及胡萝卜素、维生素B1、维生素B2、烟酸、抗坏血酸等多种维生素，具有生津润燥、清热化痰的功效，能治风热，具有润肺、凉心、消痰、降火、解毒的功效。因此对患有急性气管炎和上呼吸道感染的幼儿所出现的咽喉干、痒、痛、音哑、痰稠、便秘、尿赤等症状均有良好改善效果。

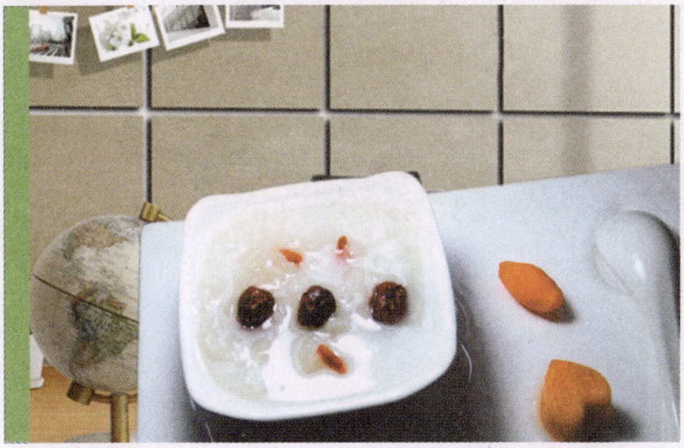

红枣雪耳糯米粥

HONGZAOXUEERNUOMIZHOU

一、菜品介绍

红枣、银耳与粥“为伍”，会变得更加温暖、滋润，让人百食不厌。此款粥弥散着谷物的清香，汇集了大自然的精华，可以帮助幼儿滋养身心、塑造健康体魄。

二、原料食材

- 主料：糯米
- 辅料：红枣、银耳、枸杞
- 调料：冰糖

三、制作方法

1. 糯米、银耳分别浸泡 2 个小时以上后洗净，银耳撕小朵，红枣、枸杞洗净。
2. 将糯米、银耳放入锅中，中火煮 1 小时后，再放红枣，改小火煮 15 分钟。
3. 锅中再放入冰糖、枸杞，小火煮 5 分钟即可。

四、专家营养介绍

大枣，又名红枣、干枣、枣子等，富含蛋白质、脂肪、糖类、胡萝卜素、B 族维生素、维生素 C、维生素 P 以及磷、钙、铁等成分，其中维生素 C 的含量在果品中名列前茅。大枣具有补虚益气、养血安神、健脾胃等功效；银耳性平，味甘、淡，无毒，具有强精、补肾、润肠、益胃、补气、和血、强心、壮身、补脑、提神、美容之功效，可用于治疗幼儿肺热咳嗽、肺燥干咳、大便秘结等病症。

素菜篇

春季调理膳食

CHUNJITIAOLISHANSHI

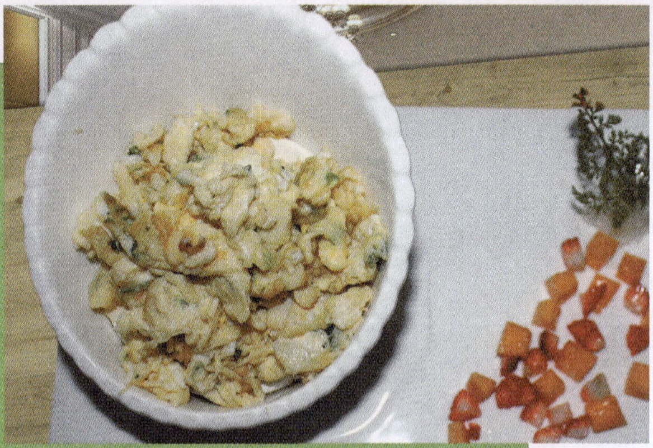

椿芽炒鸡蛋

CHUNYACHAOJIDAN

一、菜品介绍

这是一道适合春季食用的菜品，春芽翠绿、炒蛋金黄，香椿味浓、味道鲜美，整道菜品极具营养价值。

二、原料食材

- 主料：鸡蛋
- 辅料：香椿芽、香葱
- 调料：油、盐

三、制作方法

1. 香椿芽择洗干净、切末，香葱切末，鸡蛋打散。
2. 将蛋液、香葱、香椿芽与适量盐搅拌均匀成综合蛋液。
3. 锅里放油，油热后倒入综合蛋液快速翻炒，成形即可。

四、专家营养介绍

香椿被称为“树上蔬菜”，是香椿树的嫩芽，富含香椿素等挥发性芳香族有机物，可帮助幼儿健脾开胃、增进食欲；香椿中还含有丰富的维生素C、胡萝卜素、硫胺素及铁等营养元素，有增强幼儿机体免疫力和润滑肌肤的功能。

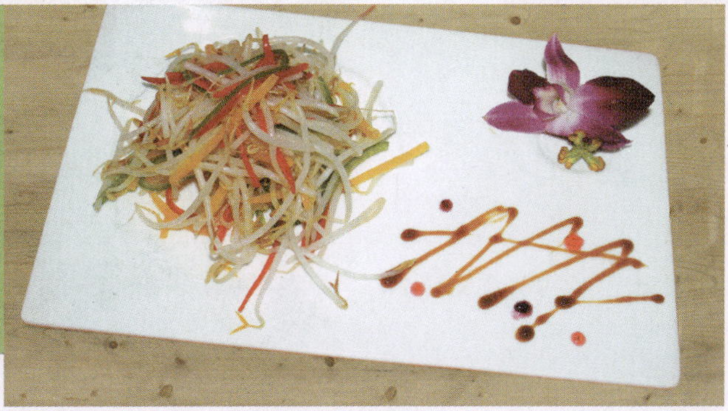

多彩银芽

DUOCAIYINYA

一、菜品介绍

此道多彩银芽，白白嫩嫩的绿豆芽，配上红色、绿色的青椒，红红绿绿的宛如春日里的花园，而且微甜的彩椒也给味道平淡的银芽增添了一点点味蕾的刺激，色味俱佳。

二、原料食材

■主料：绿豆芽　■辅料：青红椒、胡萝卜、姜、葱　■调料：油、醋、盐

三、制作方法

1. 发好的绿豆芽用清水洗净，青红椒洗净、去蒂、斜切成丝，胡萝卜、葱、姜切丝。
2. 锅中烧水，水开后放入绿豆芽焯 1 分钟，捞出备用。
3. 锅烧热，放少许油，待油烧热后，放入姜丝、葱丝炒香，再放入胡萝卜丝和焯好的绿豆芽，翻炒 1 分钟后放入青红椒丝，继续翻炒 1 分钟，放适量盐，翻炒均匀。
4. 关火，放少许醋，翻炒均匀即可。

四、专家营养介绍

绿豆芽味甘、性寒，含有丰富的维生素 C 和核黄素，对口腔溃疡有很好的预防和治疗作用，它还富含膳食纤维，是便秘患者的健康蔬菜，具有清热解毒，醒酒利尿的功效；青红椒富含多种维生素（特别是维生素 C）及微量元素，有消暑、补血、消除疲劳、预防感冒和促进血液循环等功效，其中的辣椒素还能增进食欲、帮助消化，其所含的抗氧化维生素和微量元素则能增强人的体力，防止便秘，促进幼儿的肠蠕动。

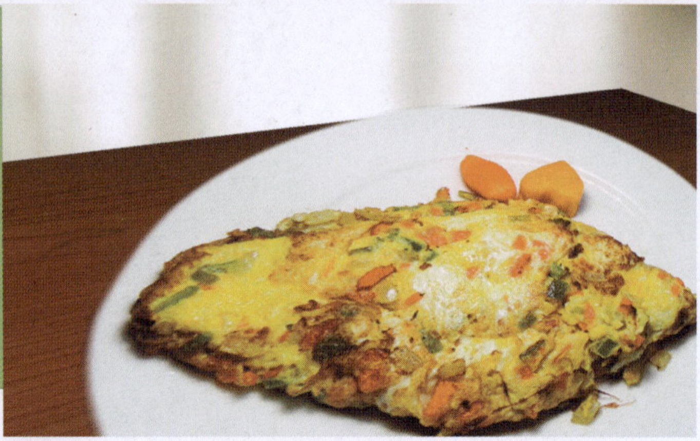

蛋香胡萝卜

DANXIANGHULUOBO

一、菜品介绍

这是一款家常菜品，主要食材是胡萝卜和鸡蛋。此外，菜品中添加了青红椒，鲜艳的色彩能够增加幼儿的食欲。

二、原料食材

- 主料：胡萝卜
- 辅料：鸡蛋、洋葱、青红椒
- 调料：盐、油

三、制作方法

1. 胡萝卜、洋葱、青红椒切丝，鸡蛋打散。
2. 将切好的各种丝放入打好的蛋液中，加适量盐继续打匀。
3. 锅中放油烧热后，将混合蛋液倒入锅中，摊成小饼状，两面煎至金黄即可。

四、专家营养介绍

鸡蛋富含蛋白质，能够满足处在生长发育期的幼儿对蛋白质、脂肪、卵磷脂、胆固醇以及多种维生素的需要；胡萝卜被誉为“东方小人参”，富含维生素，能提高人体免疫力，预防感冒。二者结合，能促进幼儿的新陈代谢、健脑益智、改善记忆力、预防便秘，对幼儿具有很好的滋补作用。

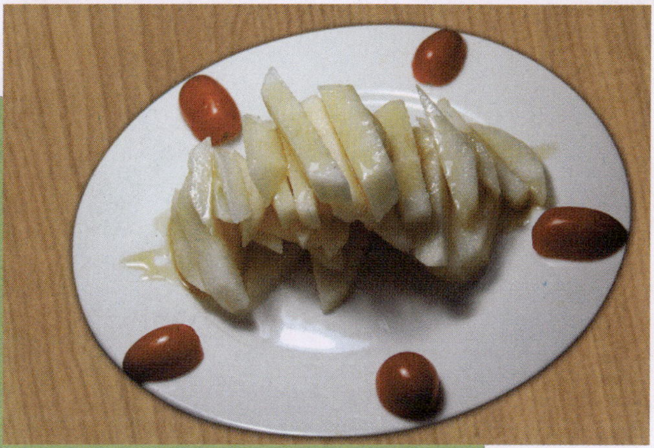

蜜条山药

MITIAOSHANYAO

一、菜品介绍

这是春季的一道养生菜品，它以淮山药为主料，用蒸的方法把山药加工后，再配以山楂糕，浇注糖桂花、蜂蜜。整道菜品酸甜适中、软嫩香糯，适合幼儿食用。

二、原料食材

- 主料：淮山药
- 辅料：山楂糕
- 调料：蜂蜜、糖桂花

三、制作方法

1. 将蜂蜜与糖桂花放在小碗中混合均匀后备用。
2. 山药去皮、切成大条，放入锅中蒸熟。
3. 山楂糕切成与山药同样大小的条，与山药条交替码好。
4. 在码好的山药条和山楂条上淋上糖桂花、蜂蜜即可。

四、专家营养介绍

山药含有淀粉酶、多酚氧化酶等物质，能强健机体，有利于脾胃消化吸收功能的改善，是一味平补脾胃的药食两用之品，老幼皆宜；山楂富含糖类、蛋白质、脂肪、维生素 C、胡萝卜素、淀粉、苹果酸、枸橼酸、钙和铁等物质，具有生津开胃、消食化积等功效。

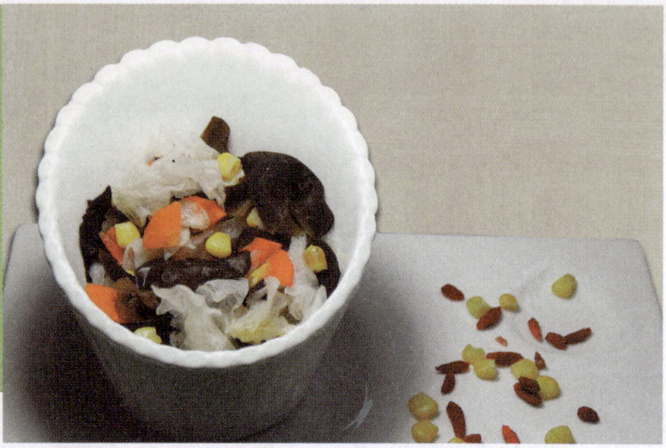

百合罗汉上素

BAIHELUOHANSHANGSU

一、菜品介绍

此菜色泽鲜美、食材丰富、外形丰肥、口感清鲜，是一道营养美味的什锦素菜。

二、原料食材

■ 主料：木耳、银耳 ■ 辅料：鲜百合、胡萝卜、玉米笋、西兰花

■ 调料：盐、糖、油

三、制作方法

1. 木耳、银耳洗净、撕成小朵，胡萝卜切片，玉米笋改刀，百合、西兰花掰小瓣。
2. 将所有主料、辅料焯水备用（百合只需略焯）。
3. 锅中油烧热后放入胡萝卜、木耳、银耳、玉米笋、 西兰花，加适量糖、盐炒匀，再放入百合迅速炒匀即可。

四、专家营养介绍

春季天气干燥，病毒活跃，幼儿饮食应清淡一些，多吃些黑木耳、银耳、蘑菇、香菇等食用菌，其不仅味道鲜美，更富含各种氨基酸，具有提高免疫力、抗病毒的功效；百合富含蛋白质、脂肪、脱甲秋水仙碱和钙、磷、铁以及维生素等，是老幼皆宜的营养佳品；西兰花富含维生素 A、维生素 C 和钙，是幼儿生长发育所需的重要食材；胡萝卜是一种质脆味美、营养丰富的家常蔬菜，有“素中之荤”的美誉，富含维生素 A，春季幼儿爱咳嗽，维生素 A 可以增强幼儿气管黏膜的抵抗力，从根本上预防呼吸道疾病。

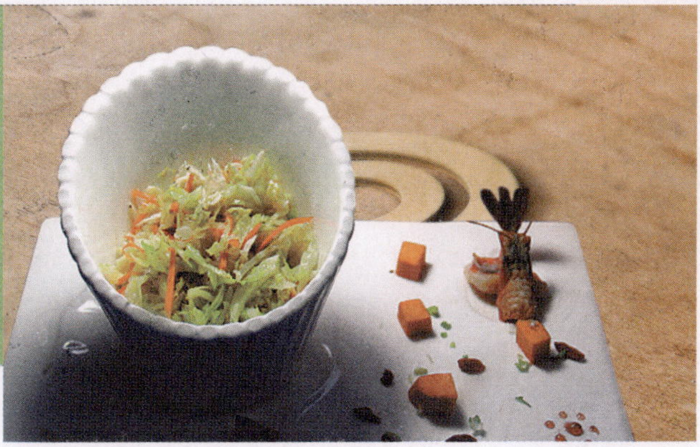

虾皮圆白菜
XIAPIYUANBAICAI

一、菜品介绍

此菜不仅菜鲜味美、清爽可口，而且富含维生素，非常适合幼儿在春季食用。

二、原料食材

- 主料：圆白菜
- 辅料：虾皮、姜
- 调料：盐、油、醋

三、制作方法

1. 圆白菜剥下叶片洗净、用手撕成小片，虾皮洗净、沥干水分，姜切末。
2. 锅内倒入油，油烧热后爆香姜、虾皮，再放入圆白菜炒软，倒少许醋和适量盐，翻炒均匀即可。

四、专家营养介绍

圆白菜属十字花科蔬菜，富含维生素 C、维生素 B6，能提高幼儿机体免疫力，预防感冒；新鲜的圆白菜中还含有植物杀菌素，有抑菌消炎的作用，对幼儿咽喉疼痛、外伤肿痛、蚊叮虫咬、胃痛、牙痛等症有一定疗效；虾皮含有丰富的蛋白质和矿物质，搭配圆白菜，营养丰富，很适合幼儿食用。

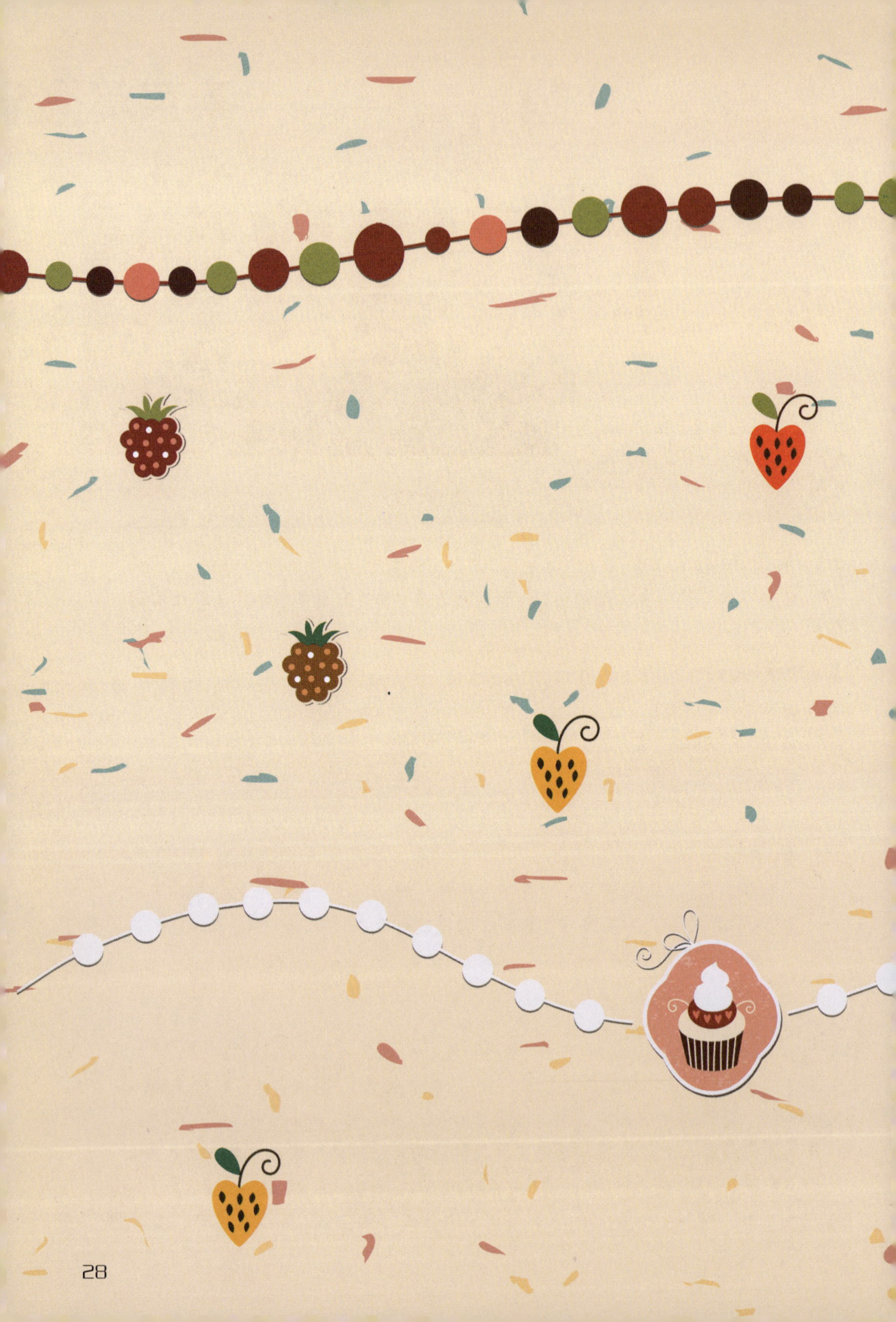

荤菜篇

春季调理膳食
CHUNJITIAOLISHANSHI

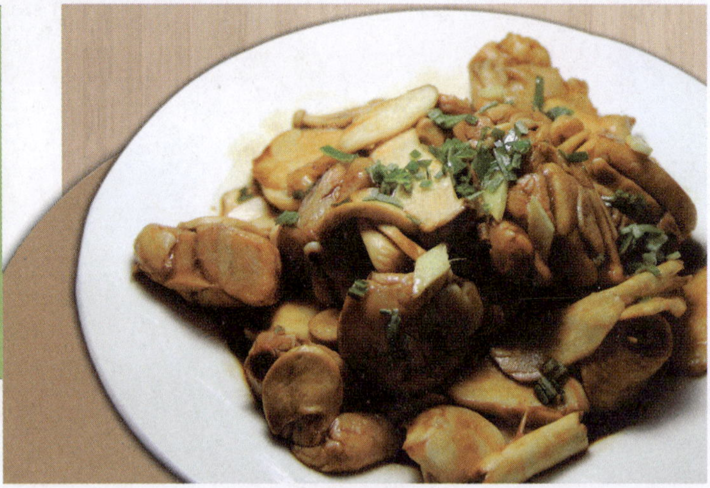

菇菇鸡

GUGUJI

一、菜品介绍

蒸是一种重要的烹调方法，我国素有“无菜不蒸”的说法。此菜口味鲜香、嫩烂清爽，蒸的烹调方法保持了菜肴的原形、原汁、原味，从而在很大程度上保留了菜的各种营养。

二、原料食材

- 主料：鸡腿肉
- 辅料：草菇、葱、姜
- 调料：盐、糖、料酒、耗油、生抽、淀粉、油

三、制作方法

1. 鸡腿肉切块，草菇一改二，葱、姜切片。
2. 鸡腿肉用适量盐、糖、料酒、耗油、生抽混合腌制后，再放入草菇、干淀粉拌匀，淋入少许油。
3. 将食材放入蒸锅蒸 15 分钟即可。

四、专家营养介绍

草菇富含植物蛋白、维生素和微量元素，有“益智品”之美誉；鸡肉软滑鲜嫩、食而不腻，蛋白质含量达 20%，微量元素也较为丰富，在各种 B 族维生素中，尼克酸的含量最高。两种食材合用，有防病、强身之功效。

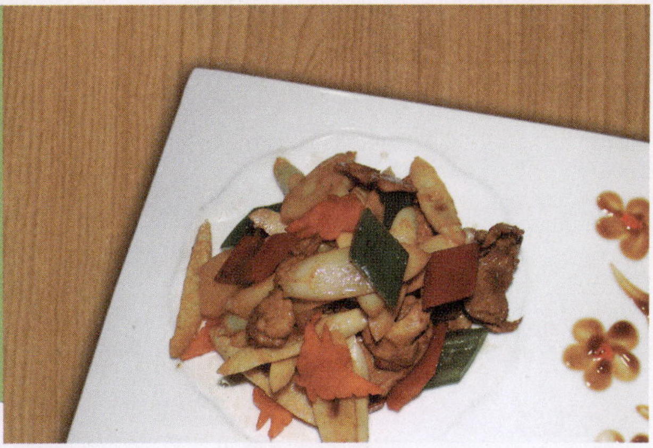

五花春笋

WUHUACHUNSUN

一、菜品介绍

春天新生而成的竹子嫩芽便是春笋，它新鲜细嫩、味道清香，在春天里有“菜王”“蔬菜第一品”之称。五花春笋肉嫩笋脆、香鲜爽口、制作简便，可为春季营养、做法便捷之菜品的首选。

二、原料食材

- 主料：春笋、五花肉
- 辅料：彩椒、胡萝卜、蒜
- 调料：花椒、食盐、油、酱油

三、制作方法

1. 春笋冲洗干净，切片后泡入盐水中 10 分钟，沥干水分备用；五花肉、彩椒、胡萝卜、蒜切片。
2. 热锅凉油，放花椒炒出香味后捞出，放肉片煸炒，再放入蒜片、倒入适量酱油煸炒。
3. 放入春笋片、彩椒片、胡萝卜片煸炒，放适量盐翻匀出锅即可。

四、专家营养介绍

春笋味道鲜美、口感清脆，富含植物纤维、蛋白质、维生素、矿物质等；彩椒色泽鲜艳，富含大量维生素 C；五花肉含有丰富的优质蛋白质和人体必需的脂肪酸，并能提供血红素（有机铁）和促进铁吸收的半胱氨酸，能改善缺铁性贫血。此道菜口感颜色俱佳，能够促进幼儿食欲，特别是春笋纤维素含量很高，常食可帮助消化、防止便秘。

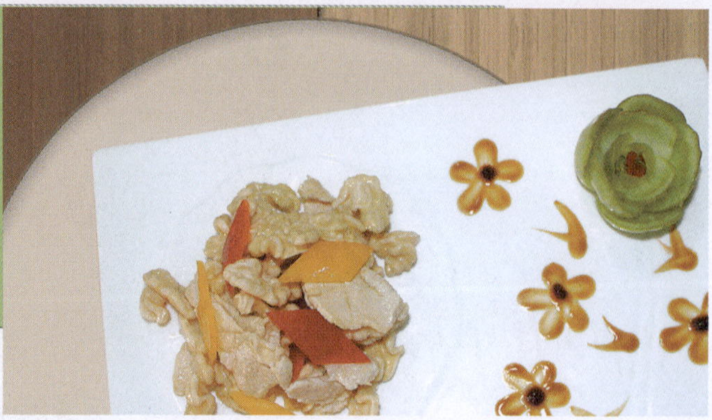

飘香核仁鸡

PIAOXIANGHERENJI

一、菜品介绍

此菜选用彩椒、核桃仁、鸡片为材料，色泽鲜美，口感酥脆、爽滑，在春季食用，可润肺健脑，营养也是上乘。

二、原料食材

■主料：鸡肉、核桃仁　■辅料：彩椒、洋葱

■调料：蛋清、油、料酒、胡椒粉、糖、盐、香油、淀粉

三、制作方法

1. 鸡肉洗净、切片，洋葱、彩椒洗净、切小块。
2. 将鸡肉、蛋清、适量淀粉、料酒一起拌匀。
3. 锅加油烧小火，核桃仁入油炸透捞出。
4. 另起锅加油，放入鸡片煸透，再倒入洋葱块、彩椒块、核桃仁，加适量料酒、盐、糖、胡椒粉，再滴两滴香油炒匀，水淀粉勾薄芡出锅即可。

四、专家营养介绍

核桃味甘、性温，有健胃、补血、润肺、养神之功效，富含较多蛋白质及人体营养必需的不饱和脂肪酸，有滋养脑细胞、增强脑功能之功效，被称为“补脑健脑美食”；鸡肉含蛋白质丰富，且消化率高，很容易被人体吸收利用，有增强体力、强壮身体的作用。此菜有促进幼儿大脑、身体发育必需的营养成分，非常适宜幼儿在春季食用。

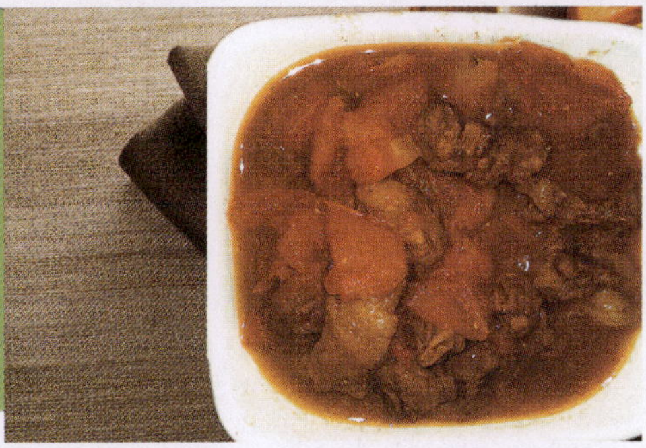

茄香牛腩

QIEXIANGNIUNAN

一、菜品介绍

这是一道非常经典的菜，味美汤浓、酸甜适口，牛肉肥而不腻，西红柿色泽鲜艳。西红柿在慢慢熬煮中与牛肉相互融合，牛肉充分吸收西红柿的味道，成就出一道美味佳肴。

二、原料食材

- 主料：牛腩
- 辅料：西红柿、葱、姜
- 调料：香叶、大料、桂皮、草果、豆蔻、辛夷、盐、酱油、料酒

三、制作方法

1. 牛腩切块，西红柿洗净、切块，葱、姜洗净、切小块。
2. 牛腩放在清水中浸泡，待泡出血水后冲洗干净，放入锅中焯去血沫，取出备用；西红柿块用油稍微煸炒一下，盛出备用。
3. 锅中放水烧开，放入葱、姜、大料、桂皮、香叶、草果、豆蔻、辛夷，以及适量料酒、酱油，再放入牛腩小火炖制。
4. 半小时后放入适量盐，再小火炖 1 小时左右。
5. 将西红柿放入牛肉锅中，再小火炖 5 分钟即可。

四、专家营养介绍

西红柿营养丰富，是人体摄取维生素 A、维生素 C 和叶酸的较好来源，被称为神奇的“菜中之果”，有助消化、促进骨骼生长等功效；牛肉富含肌氨酸，对增长肌肉、增强力量特别有效。两者一起炖煮，易于吸收和消化，对于爱挑食、胃口不好的幼儿，酸酸甜甜的茄香牛腩开胃、健脾，能很好地促进其生长发育。

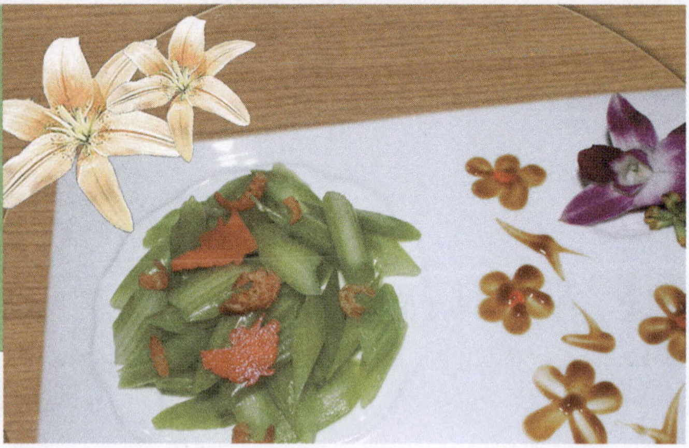

合芹虾仁
HEQINXIAREN

一、菜品介绍

此菜由西芹与百合搭配，青白分明、清香淡雅；虾仁营养丰富、鲜嫩可口、美味健康、爽口清甜，是一道清爽却不失鲜美的营养菜肴。

二、原料食材

- 主料：虾仁、百合、西芹　　辅料：胡萝卜、姜
- 调料：鸡蛋清、盐、淀粉、白糖、油

三、制作方法

1. 鲜虾去壳、将虾线挑出洗净，西芹洗净去掉根部、斜刀切段，百合切除根部、掰成小瓣洗净，胡萝卜、姜洗净、切片。
2. 将虾中放入少许盐、生淀粉、鸡蛋清，抓匀腌制 15 分钟后备用。
3. 锅中倒油烧热，爆香姜片，倒入西芹段翻炒，再将胡萝卜片、虾仁放入锅中同炒后，将百合放入锅中，再加适量盐、白糖翻炒入味。
4. 淋入少许水淀粉勾芡即可。

四、专家营养介绍

西芹又名西洋芹菜，富含纤维、蛋白质、碳水化合物、矿物质及多种维生素等营养物质，可以加速肠胃蠕动，促进消化；百合鳞茎肉质肥厚，含有丰富的淀粉和蛋白质，具有清火、润肺、安神的功效；虾的蛋白质含量很高，是鱼、蛋、奶的几倍甚至十几倍，并富含钾、碘、镁、磷等微量元素和维生素 A 等成分。三者合炒，能促进幼儿生长发育、防止便秘，非常适合幼儿在春季食用。

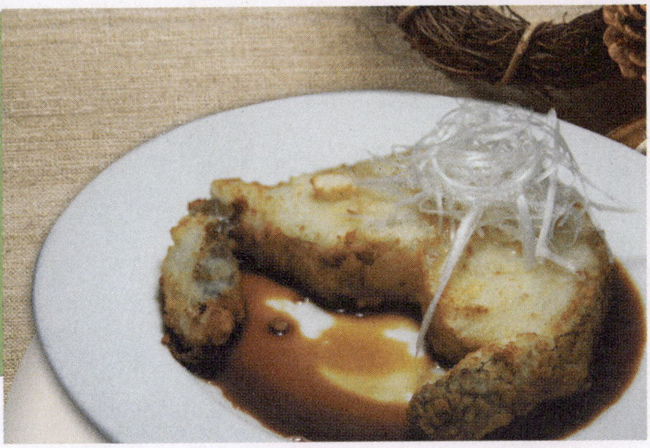

香煎银鳕鱼
XIANGJIANYINXUEYU

一、菜品介绍

银鳕鱼经煎烤后色泽金黄、外皮酥香、鱼肉厚实、口感细腻、入口即化、清香嫩滑，是一道营养丰富、简单易做、老少皆宜的美味佳肴。

二、原料食材

- 主料：银鳕鱼
- 辅料：青椒、葱、姜
- 调料：黄油、迷迭香、盐、淀粉

三、制作方法

1. 银鳕鱼洗净、两面沾上干淀粉；葱、姜、青椒切丝。
2. 锅中放黄油烧热后，放入鳕鱼煎至金黄色。
3. 撒上适量盐、迷迭香、葱丝、姜丝、青椒丝，再中火煎片刻即可。

四、专家营养介绍

鳕鱼是葡萄牙最有名的一种特产，在北欧被称为“餐桌上的营养师”，鳕鱼的肉质厚实、刺少、味道鲜美，蛋白质含量非常高，脂肪含量极低，营养丰富，非常适合幼儿食用。

主食篇

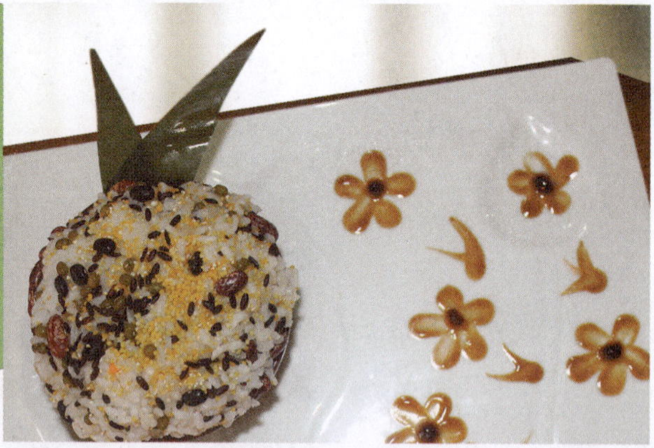

五彩营养饭
WUCAIYINGYANGFAN

一、菜品介绍

这是一款颜色与营养俱佳的主食，色、香、味、形良好搭配，能很好地促进幼儿的食欲。因并非由单一大米制作而成，其更容易消化吸收，对幼儿的肠胃很有好处。

二、原料食材

■主料：大米、糯米、小米　■辅料：玉米渣、黑米、红豆、黑豆

三、制作方法

1. 将所有主、辅料淘净。
2. 红豆、黑豆和黑米提前在凉水中浸泡 8 个小时，泡好后和大米、玉米渣、糯米、小米一同放入电饭煲中。
3. 按电饭煲的说明书要求加入适量的水，水可以比要求的多两勺（因红豆、黑豆、黑米比较硬），像一般煮饭一样煮熟就可以了。

四、专家营养介绍

大米的营养十分丰富，是主要食粮之一，含有维生素 B2、钙、铁、粗纤维等，虽然营养的成分含量较少，但因食用较多，故其也是补充营养素的基础食物；红豆含有丰富的蛋白质和水，具有清心养神、健脾益肾的功效；黑豆营养周全，含有丰富的蛋白质、维生素、矿物质，有活血、利水、祛风、解毒的功效，幼儿常食黑豆，可以补充食物中的粗纤维，促进消化、防止便秘。

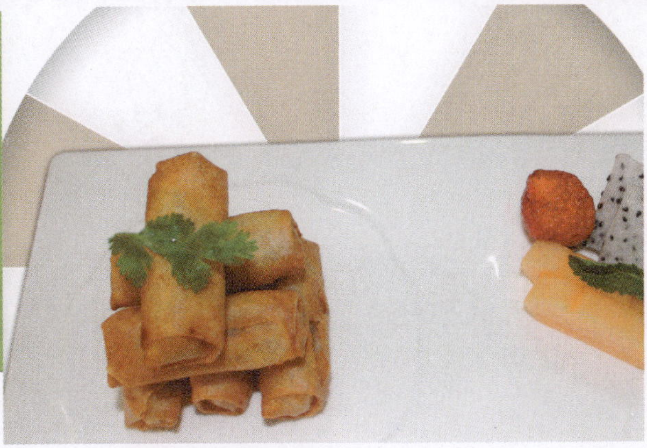

五彩缤纷卷
WUCAIBINFENJUAN

一、菜品介绍

五彩缤纷卷是在传统春卷的基础上改进而成的，它皮薄酥脆、馅心香软、别具风味。选用山药制作馅料，不仅美味、香甜而不腻，还具有多种营养成分。在大地回春的季节，暖空气活跃，湿热天气易诱发胃溃疡。因此这道由山药制作而成的春卷既能引起幼儿的食欲，也有很好的养胃功效。

二、原料食材

■主料：山药、胡萝卜、春卷皮　■辅料：香菜、绿豆芽、木耳
■调料：油、盐

三、制作方法

1. 将山药蒸熟打成泥，胡萝卜、木耳洗净、切丝，绿豆芽洗净，备用。
2. 锅中放少许油烧热后，将胡萝卜丝、木耳丝、绿豆芽炒香，放入适量盐炒匀后关火盛出。
3. 将每张春卷皮铺上炒好的混合丝、山药泥，卷成春卷状。
4. 锅内倒入食用油，在油稍微热时，放入包好的山药春卷，待春卷炸至黄色时即可捞出装盘。

四、专家营养介绍

山药含有丰富的淀粉、蛋白质、维生素 B、维生素 C、维生素 E 等成分，可以强健幼儿体魄，聪耳明目；而其新鲜块茎中含有的多糖蛋白成分黏液质、消化酵素等，可预防心血管脂肪沉积，有助于胃肠的消化吸收。可以说山药对人体的健康是百利而无一害的。

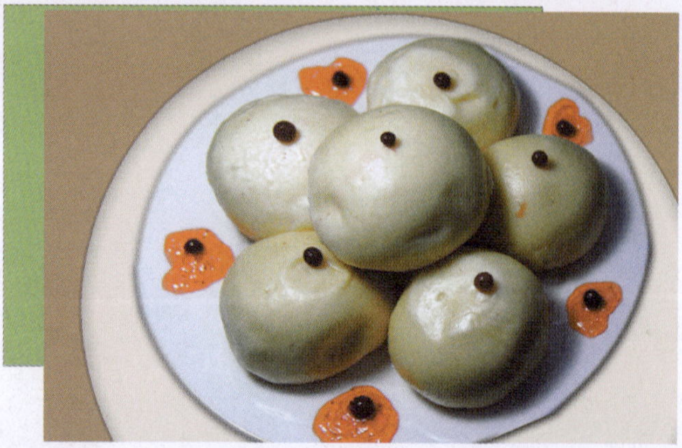

奶香小馒头

NAIXIANGXIAOMANTOU

一、菜品介绍

奶香小馒头外形精小、营养丰富、口感松软、奶香浓郁，易于幼儿消化吸收，是主食中不错的选择。

二、原料食材

- 主料：面粉
- 辅料：鲜牛奶
- 调料：酵母、糖

三、制作方法

1. 面粉中放入糖、酵母，加入鲜牛奶，和成面团。
2. 将面团反复揉、醒，发至滋润。
3. 将面团做成小剂子，揉成小馒头。
4. 将小馒头上锅蒸 15 分钟即可。

四、专家营养介绍

牛奶含有大量的蛋白质、钙、维生素、碳水化合物等，营养物质十分丰富，不仅容易消化吸收，而且物美价廉、食用方便，是最理想的天然食品之一，具有镇定安神、抑制肿瘤的作用，还能够促进幼儿大脑发育。

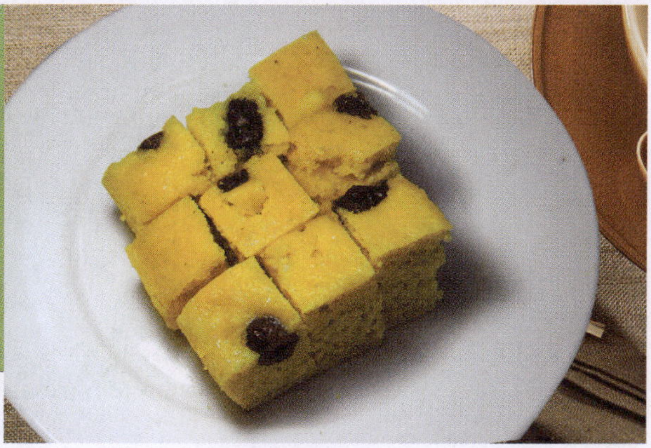

黄金发糕
HUANGJINFAGAO

一、菜品介绍

金光灿灿的发糕，让人眼前一亮，再配上红色大枣的点缀，营养又美味。在春季这个冷热交替的季节里，玉米面发糕可促进消化，是幼儿餐桌上不错的选择。

二、原料食材

■主料：面粉、细玉米面
■辅料：红枣
■调料：糖、泡打粉、酵母

三、制作方法

1. 将面粉、细玉米面、糖、泡打粉、酵母放在一起搅匀。
2. 加水和成面团后，倒入模具中醒发至两倍大。
3. 再将红枣码在上面，放入蒸锅蒸半小时即可。

四、专家营养介绍

玉米是世界公认的“黄金作物”，其脂肪、磷元素、维生素B2的含量居谷类食物之首，而玉米面中含有的亚油酸和维生素E，能使人体内胆固醇水平降低，从而减少动脉硬化的发生。除此之外，玉米还含有丰富的钙、铁、膳食纤维等，能有效地防治高血压、冠心病，促进肠蠕动，缩短食物通过消化道的时间，减少有毒物质的吸收和致癌物质对结肠的刺激，因而可减少结肠癌的发生。大枣中含有的维生素C、三萜类化合物（如山楂酸）和二磷酸腺苷，不仅有补血健脾的功效，还可预防癌症，是非常有营养的食品。

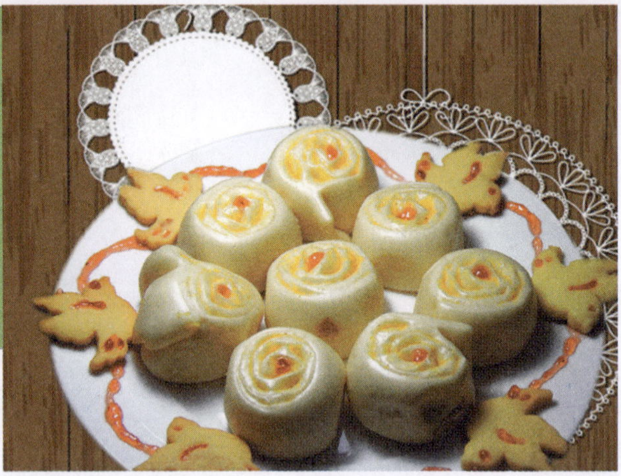

金银卷

JINYINJUAN

一、菜品介绍

这是一道由胡萝卜汁和成的黄面团和普通的白面团搭配而成的面食。这种食品与普通的馒头相比，更容易让幼儿接受和喜爱。

二、原料食材

- 主料：面粉、胡萝卜
- 调料：酵母、小苏打

三、制作方法

1. 将面粉加入酵母用水和成面团，醒 5 分钟后，再反复揉 3 ~ 4 次。
2. 将胡萝卜榨汁倒入面粉，和成面团。
3. 将两种面团分别擀成大片，胡萝卜汁和成的面片放在普通面片上卷成卷，再用刀切成小卷。
4. 将小卷放入蒸锅蒸 15 分钟即可。

四、专家营养介绍

胡萝卜中含有蛋白质及多种维生素、胡萝卜素、氨基酸等营养物质，有“小人参”之称，中医认为胡萝卜味甘性平，有健脾胃、补肝明目、清热解毒、降气止咳等功效，可用于肠胃不适、便秘、夜盲症、麻疹、百日咳、小儿营养不良等症状，所以多吃胡萝卜对幼儿的身体是非常有益处的。

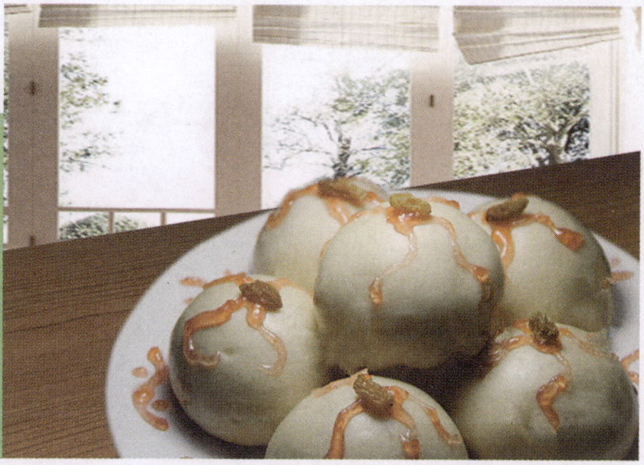

桂香豆包

GUIXIANGDOUBAO

一、菜品介绍

桂花是一种非常淡雅的植物，香气宜人，更是入药必备的良品。用桂花酱、豆沙一起制作的豆包，味道香甜而不腻，闻起来更有桂花的淡淡清香，可令幼儿食欲大增。

二、原料食材

- 主料：面粉、豆沙馅
- 辅料：糖桂花
- 调料：酵母

三、制作方法

1. 面粉中加入适量酵母，倒入温水，和成面团。
2. 豆沙馅中加入少许糖桂花，和匀。
3. 将面团反复揉至滋润，擀成包子大小的面皮。
4. 将和好的豆沙馅放入面皮中包好，醒大约半小时后，上锅蒸15～20分钟即可。

四、专家营养介绍

桂花含有葡萄糖、维生素、叶酸和铁、钾、镁等多种微量元素，可以化痰止咳、平喘、润肠，对幼儿的健康十分有好处；红豆中含有大量的食用水分、蛋白质、碳水化合物、膳食纤维等，有清心养神、健脾益肾的功效，对幼儿的身体发育也很有帮助。

甜品、小点篇

春季调理膳食
CHUNJITIAOLISHANSHI

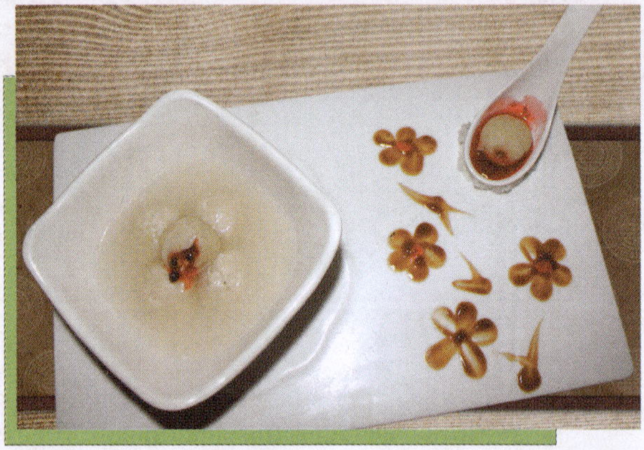

多彩汤丸

DUOCAITANGWAN

一、菜品介绍

这道甜品颜色丰富、营养上成。核桃、芝麻、花生、陈皮的搭配，既富含微量元素，又色泽诱人，能很好地促进幼儿食欲，非常适宜幼儿在春季食用。

二、原料食材

- 主料：汤圆粉、核桃仁、花生仁
- 辅料：蜜饯、黑芝麻、陈皮
- 调料：红糖、黄油

三、制作方法

1. 将核桃仁和陈皮一起放入干净无油的锅中，用小火焙出香味，要保持不停地翻炒，防止变糊。
2. 核桃仁焙香后盛出，用同样的方法放入花生仁焙出香味，然后使其自然晾凉，剥去外层红皮。
3. 将红糖切碎（如果直接用粉末状的红糖，这一步可以省略）、蜜饯切碎后混合在一起，同时花生仁、核桃仁、陈皮、黑芝麻分别舂成粉末状，所有原料搅拌在一起作为馅料备用。
4. 锅内放黄油在火上用微火烧至溶化，然后倒入馅料中，用手拌匀后轻轻捏成一个一个的小圆球，即成汤圆馅。
5. 汤圆粉用温水和成面团，然后包上汤圆馅，捏紧搓圆，放入开水中，用中火煮至汤圆浮起、膨胀后即可捞出。

四、专家营养介绍

核桃具有健脾开胃、通润血脉、润肺、养神等功效；陈皮具有理气健脾、调中、燥湿、化痰等功效；花生具有健脾和胃、利肾去水、润肺化痰、滋养补气的功效；黑芝麻有益肝、补肾、养血、润肠等功效。几种食材混合而成的多彩汤丸便是一道养生佳品。

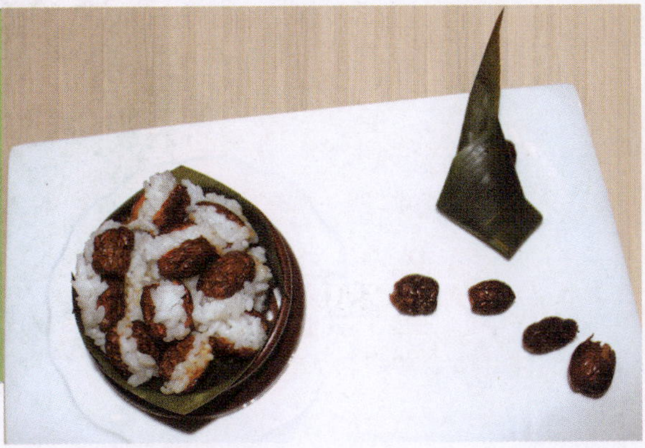

糯心红枣
NUOXINHONGZAO

一、菜品介绍

这道甜点红白相间，口感甜蜜芳香、软嫩可口，是适合幼儿食用的一道不错的小点。

二、原料食材

■主料：红枣、糯米粉

■调料：白砂糖

三、制作方法

1. 将红枣浸泡软，洗干净，用剪刀剪开，挖去核，备用。
2. 将糯米粉用热开水和成面团。
3. 取一搓面团，约 2 克，搓成小长条，将其塞入红枣中，然后捏紧红枣。
4. 锅中倒入水，加入白砂糖，待煮到水开白糖溶化后，加入糯米红枣，转最小火，煮 10 分钟即可。

四、专家营养介绍

红枣富含蛋白质、脂肪、糖类、胡萝卜素、维生素 B 族、维生素 C、维生素 P 以及磷、钙、铁等成分，其中维生素 C 的含量在果品中名列前茅，具有提高人体抵抗力的功效，有“维生素丸”之美称，是幼儿食用的甜点佳品。

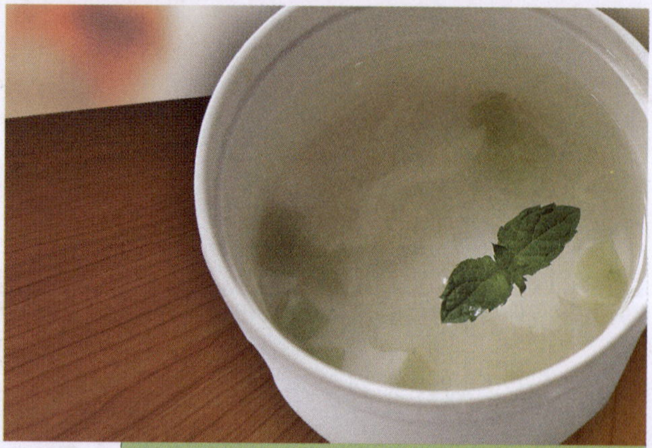

冰花雪梨汤

BINGHUAXUELITANG

一、菜品介绍

这道自制汤品香甜美味，再加上枸杞的点缀，色彩突出，红色让人暖意洋洋，也象征着春季的到来。本汤无任何添加剂，可以让幼儿放心食用。

二、原料食材

- 主料：雪梨
- 辅料：银耳、南杏仁、北杏仁、枸杞
- 调料：冰糖

三、制作方法

1. 把雪梨洗净后切丁，银耳泡发半小时以上后洗净、切成小块。
2. 把雪梨丁、银耳块和冰糖、少许南北杏仁加适量水后一起放入锅里炖 1 小时即可，出锅前点缀一些枸杞。

四、专家营养介绍

雪梨是一种常见的水果，具有生津润燥、清热化痰之功效；南杏仁能润肺平喘、生津开胃、润大肠；北杏仁能祛痰宁咳、润肠；银耳可以增强幼儿的抵抗力。四者结合，是幼儿滋补清润的佳品。

自制驴打滚

ZIZHILÜDAGUN

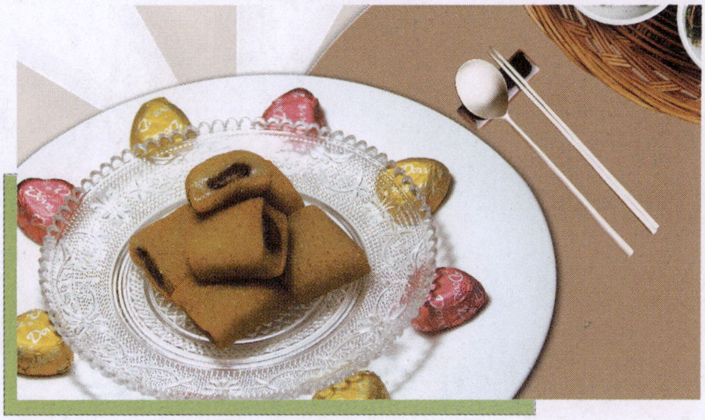

一、菜品介绍

这道甜品加入了玫瑰花泥馅，层次分明，外表呈黄色，香、甜、粘，又有浓郁的黄豆面加上玫瑰香味儿，健康美味。

二、原料食材

- 主料：糯米粉
- 辅料：豆沙、玫瑰花泥、黄豆面
- 调料：香油、水

三、制作方法

1. 将糯米粉用适量温水和成滋润的面团。
2. 将面团擀成面坯，放到抹上一层香油的盘子里，用保鲜膜封好，面胚连盘放入蒸锅蒸 20 分钟。
3. 将黄豆面放热锅中炒至金黄色。
4. 将蒸好的面坯晾凉，擀成大片。
5. 将豆沙和玫瑰花泥搅拌均匀后抹在面片上卷成卷，最外层均匀地粘上黄豆面，最后切成小卷即可。

四、专家营养介绍

糯米含有丰富的蛋白质、脂肪、糖类、钙、磷、铁、维生素 B 族及淀粉等成分，适于温补强壮，具有补中益气、暖脾胃的功效；玫瑰花味甘微苦、性微温，归肝、脾、胃经，具有舒肝解郁的功效。

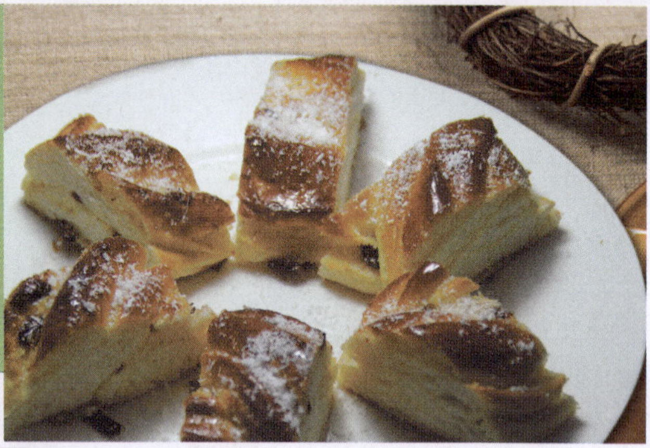

椰蓉花形小面包

YERONGHUAXINGXIAOMIANBAO

一、菜品介绍

这道小点不含人工色素、食用香精，花形加椰蓉清香，能很好地激发幼儿的食欲。

二、原料食材

- 主料：高筋面粉、椰蓉
- 辅料：奶粉、鸡蛋、果酱、葡萄干
- 调料：酵母、黄油、砂糖、盐

三、制作方法

1. 把高筋面粉和酵母、奶粉、鸡蛋、黄油、适量盐、砂糖混合做成面团。
2. 将椰蓉、黄油、鸡蛋和适量砂糖混合做成椰蓉馅。
3. 用面团包裹住椰蓉馅后擀平，用剪子把边缘剪开，拧成花型。
4. 将小面包表面涂上蛋液，撒上葡萄干，中心点上果酱，上烤箱 180℃烤 15 分钟即可。

四、专家营养介绍

椰蓉中含有糖类、脂肪、蛋白质、维生素 B 族、维生素 C 及微量元素钾、镁等营养成分；鸡蛋中含有蛋白质、脂肪、卵黄素、卵磷脂、维生素和铁、钙、钾等幼儿身体所需矿物质。几种食材混合而成的面点，营养丰富、味道香甜，极适宜幼儿食用。

夏季

调理膳食

XIAJI TIAOLI SHANSHI

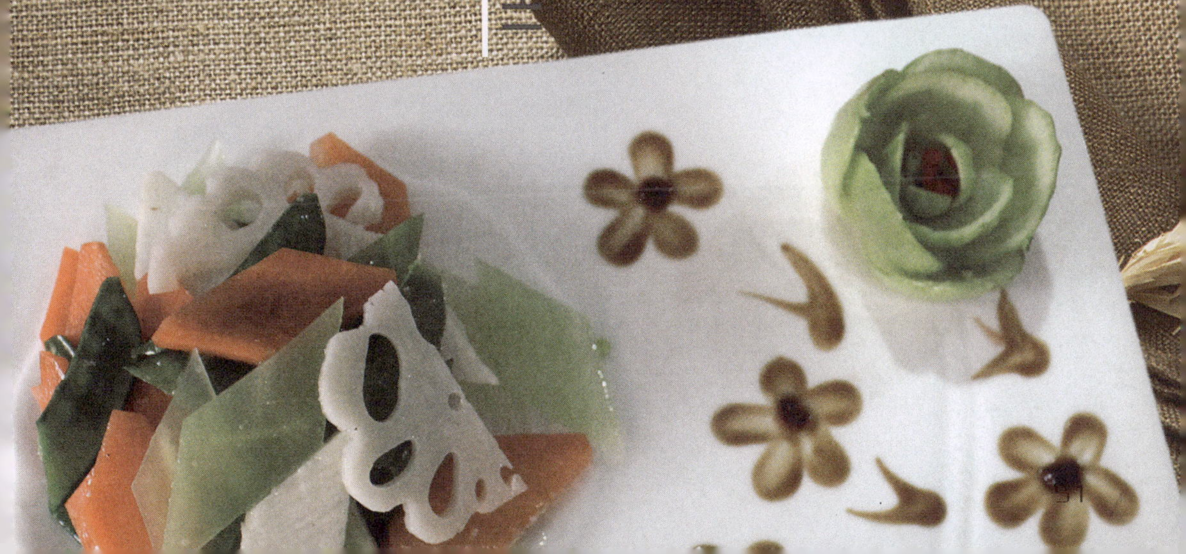

【季节时令特征】

夏季是一年当中气温最高的季节，内陆地区干燥酷热，沿海地区又潮湿闷热。我国位于太平洋西岸，夏季受西太平洋高气压带和西亚低气压带、西伯利亚低气压带的影响，处于暖流和寒流的交汇处，故而形成了一种“暑”“湿”的气候特点。

【幼儿生长特征】

春生夏长，夏季是幼儿生长发育的重要阶段。夏天的 3 个月是自然界万物生长最茂盛、最华美的时候。人是万物之灵，幼儿更是阳气旺盛、精神饱满、情绪外向，新陈代谢也处于最旺盛的阶段。

由于夏季高温对体温调节、消化系统、神经系统、泌尿系统等功能活动的影响，幼儿此期常有入睡困难、倦怠乏力、消瘦等现象，有时还会出现心烦、口干、低热等症状。

【幼儿饮食特征】

夏季高温使幼儿代谢加快，导致随汗液流失大量微量元素以及水溶性维生素，同时也增加了能量消耗，使幼儿体内对蛋白质、水、维生素、无机盐的需求有所增加。因此，幼儿应该多吃叶多、汁多的嫩绿色食物并且及时补充水分和营养物质。

【食材营养价值】

中医认为，饮食有寒、热、温、凉四性，酸、甘、苦、辣、咸五味。幼儿是纯阳之体，夏天最容易上火发热，故宜多吃一些平性、凉性的食物，少吃温热的食物。夏季是瓜果蔬菜的旺季，且这些时令瓜果营养丰富，如黄瓜、番茄、莴笋、扁豆等含有丰富的维生素 C、胡萝卜素和无机盐等物质；苋菜、莼菜、马兰头、丝瓜、黄瓜、冬瓜、菜瓜、西瓜等具有清热祛暑的功效；特别是番茄和西瓜，夏季多食既可以生津止渴，又具滋养作用。此外，为了保证幼儿的营养均衡，夏季可以适当给幼儿吃些猪肉和鸭肉等肉制品，因为猪肉属于平性食物，鸭肉属于凉性食物。

汤篇

夏季调理膳食

XIAJITIAOLISHANSHI

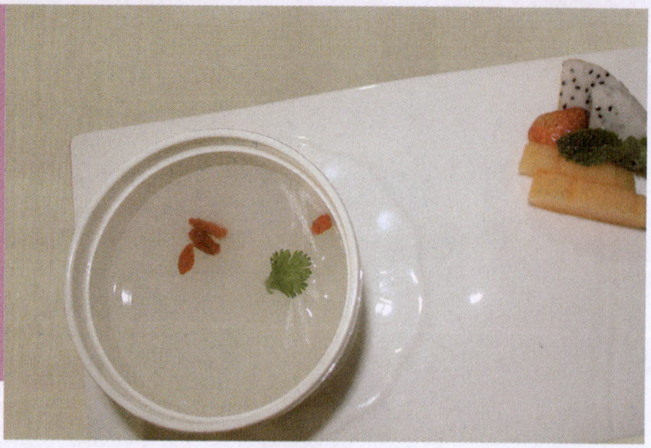

黄豆煲鱼骨汤

HUANGDOUBAOYUGUTANG

一、菜品介绍

夏天是幼儿生长发育最快的时期，饮食上可以让幼儿多吃含钙质的食物来帮助其身高增长，而此道汤品就是不错的选择。

二、原料食材

■主料：黄豆、鱼骨　　■辅料：姜　　■调料：油、盐

三、制作方法

1. 黄豆提前浸泡、洗净，姜切片。
2. 热油锅下鱼骨煎，再加入一碗水煮开。
3. 将泡好的黄豆放进砂锅，加足够的清水、适量的姜片一起大火煲；再将鱼骨汤汁倒入正在煲的砂锅里一起熬制。
4. 将砂锅中的浮沫撇去，大火煲开后改小火煲 2 小时，放适量盐调味即可。

四、专家营养介绍

鱼骨含有丰富的钙质，吃鱼骨可以有效地预防骨质疏松、促进骨骼发育，对于成长时期的幼儿有一定的作用；黄豆中含有丰富的蛋白质和多种人体必需的氨基酸，具有提高幼儿免疫力的功效。

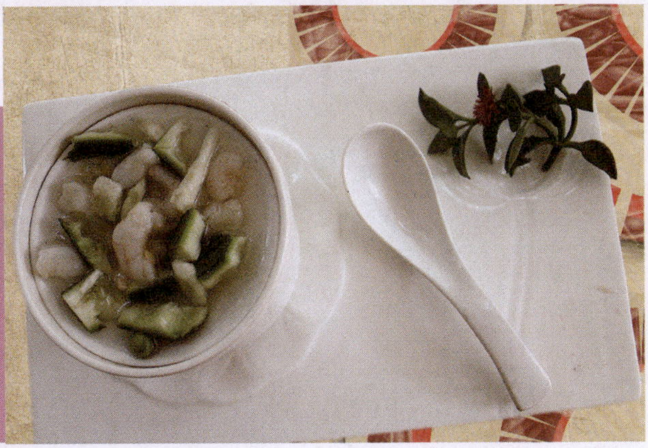

鲜虾丝瓜汤
XIANXIASIGUATANG

一、菜品介绍

暑天喝些丝瓜汤，能消暑解热。此汤中，碧绿的丝瓜汤配上红色的大虾，好像虾儿在荷塘中嬉戏。

二、原料食材

- 主料：鲜虾、丝瓜
- 辅料：姜、葱
- 调料：植物油、料酒、盐

三、制作方法

1. 丝瓜刨去外皮、洗净、切成段，葱洗净、切成葱花，姜洗净、切成丝。
2. 鲜虾去黑线、洗净，加入料酒、少许盐拌匀，腌 10 分钟。
3. 锅烧热，倒入植物油，下姜丝、葱花爆香，再倒入鲜虾翻炒数下，加适量清水煮汤。
4. 待水开后放入丝瓜段，煮至虾、丝瓜段熟后，加适量盐调味即可。

四、专家营养介绍

丝瓜含有丰富的蛋白质和多种维生素、微量元素，不仅营养丰富，还能消暑解渴，丝瓜富含维生素 C，可以保护牙齿健康，清除自由基对身体的不利影响，具有防癌、保护细胞、解毒等功效，常食丝瓜还可以提高免疫力、通便和健脑；虾性温，鲜虾味道鲜美，营养丰富，含有多种微量元素（如磷、锌、钙、铁等）和氨基酸。

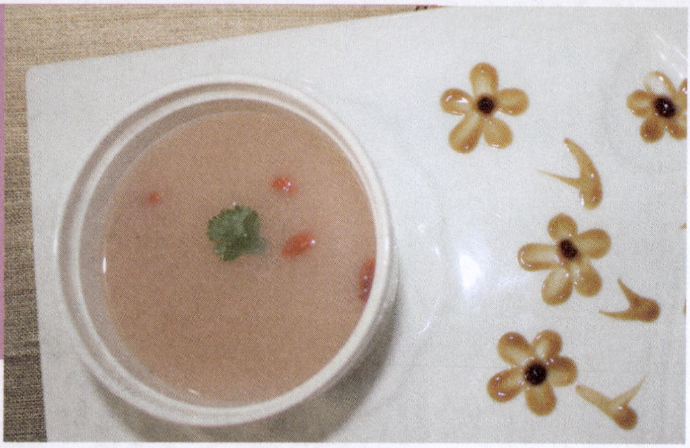

鱼茸番茄汤

YURONGFANQIETANG

一、菜品介绍

此款汤营养丰富、色彩鲜艳，红色的番茄点缀着绿色的小葱，更能引起幼儿的食欲。

二、原料食材

- 主料：鳙鱼肉
- 辅料：番茄、蒜、姜、葱
- 调料：盐、油

三、制作方法

1. 将鳙鱼肉洗净、蒸熟，拆去鱼骨呈鱼茸状。
2. 将番茄洗净、切片，蒜去皮、切片，姜切片，葱切丝。
3. 在锅中加入清水 1250 毫升（约 5 碗量）和姜片，待水滚沸后下鱼茸、番茄片、蒜片、葱丝和适量盐、油，至鱼茸和番茄片刚熟即可。

四、专家营养介绍

鳙鱼性温味甘，有补虚弱、暖脾胃、益筋骨、祛风寒之功效，现代营养学亦认为它富含微量元素钙、磷、铁等；番茄富含维生素 C 和胡萝卜素，能生津止渴、健胃消食、清热解毒，夏季应经常食用，配上鲜鱼煲汤，味道鲜美、富有营养，适合幼儿在夏季食用。

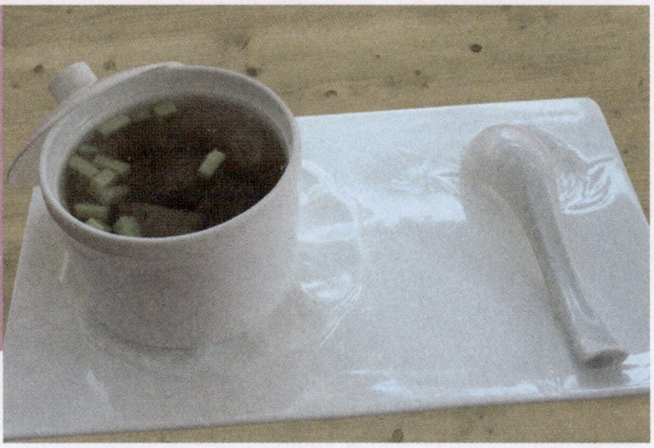

冬瓜排骨汤
DONGGUAPAIGUTANG

一、菜品介绍

此款汤品让幼儿在夏季喝可以为其提供丰富的钙质，促进幼儿的生长发育。绿色的冬瓜和白色的排骨，白绿搭配更能增加幼儿的食欲。

二、原料食材

- 主料：冬瓜、排骨
- 辅料：姜
- 调料：料酒、盐

三、制作方法

1. 将冬瓜、排骨洗净、切成小块，姜洗净、切片。
2. 排骨用开水焯 2 分钟，去掉血水、洗净，捞出备用。
3. 将冬瓜、排骨放入锅中，加适量水，再加入适量料酒、姜片，小火炖 1 小时至排骨软烂，出锅前加适量盐即可。

四、专家营养介绍

冬瓜含维生素 C 较多，且钾盐含量较高，钠盐含量较低，具有清热解暑的功效；猪排骨含有蛋白质、脂肪、维生素，同时还有大量磷酸钙、骨胶原、骨粘连蛋白等，可为幼儿提供钙质。此款汤在夏季服用既可清凉解暑，又能补充丰富的营养。

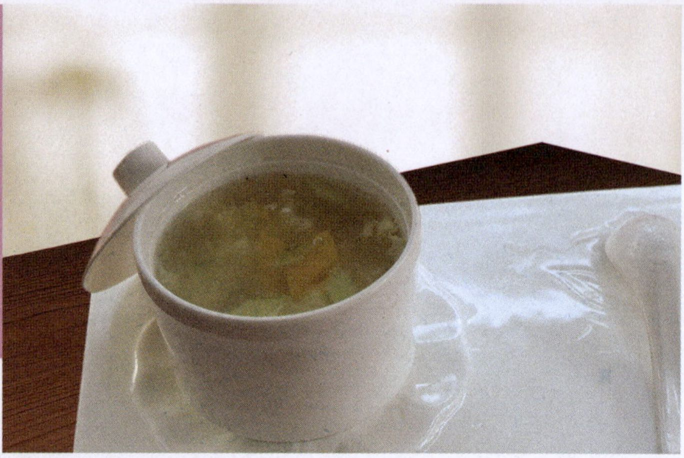

翡翠南瓜汤

FEICUINANGUATANG

一、菜品介绍

南瓜做汤能够在最大程度上保留南瓜的营养元素，此款汤制作简单，营养丰富，同时南瓜香甜的口感也会受到幼儿的喜爱。

二、原料食材

- 主料：南瓜
- 辅料：鸡蛋、肉末
- 调料：盐、淀粉

三、制作方法

1. 将南瓜去籽、洗净、切成细丝，鸡蛋打成蛋液。
2. 肉末中加少量盐和淀粉，腌制 10 分钟。
3. 锅中放入水，待水烧开后将南瓜丝放入，煮 5 分钟后，再放入肉末并不停搅拌。
4. 在熄火前洒入蛋液，加适量盐调味即可。

四、专家营养介绍

南瓜中含有的多糖，可以提高身体的免疫力，调节人体的免疫系统；同时南瓜中还含有丰富的类胡萝卜素，可以帮助机体转化成营养元素维生素 A，具有预防近视、防治夜盲症等作用。

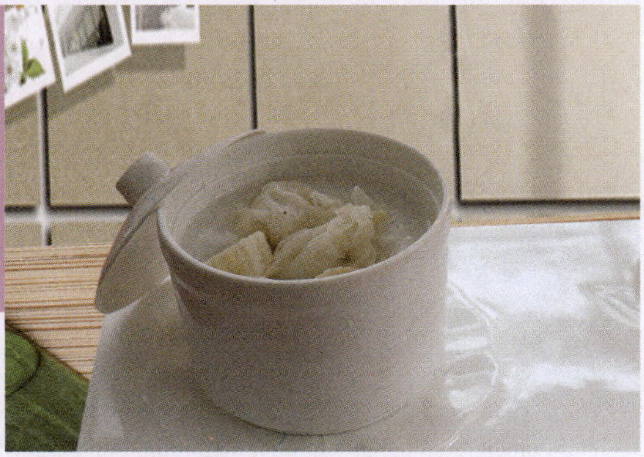

香蕉银耳莲子汤
XIANGJIAOYINERLIANZITANG

一、菜品介绍

银耳莲子汤是一款常见的汤品，在这个基础上加入香蕉，可以去除香蕉的寒性，也增加了此款汤的口感，更适合大多数幼儿食用。

二、原料食材

■主料：香蕉、银耳　　■ 辅料：莲子

三、制作方法

1. 银耳泡水 3 小时、洗净、切成小朵，干莲子泡水 3 小时、洗净，香蕉去皮，切成小片。
2. 将所有食材放入锅中加水，小火煮半小时即可。

四、专家营养介绍

香蕉含有丰富的碳水化合物、蛋白质、膳食纤维、磷、钾、维生素 A 和维生素 C，是淀粉质丰富的有益水果，而从中医学角度去分析，香蕉味甘性寒，可清热润肠、促进肠胃蠕动；莲子富含蛋白质、多种维生素、矿物质以及微量元素，莲子中的钙、磷和钾等矿物质，是构成骨骼和牙齿的主要成分，莲芯还有很好的祛心火功效；银耳含有丰富的胶质、多种维生素、无机盐、氨基酸，具有润肺、生津止咳、强心健脑、提神补血等功效，银耳中还含有酸性异多糖，能增强体液的免疫功能。此款汤喝起来口感细滑，三种食材在一起，搭配新颖、营养健康，更易被幼儿接受。

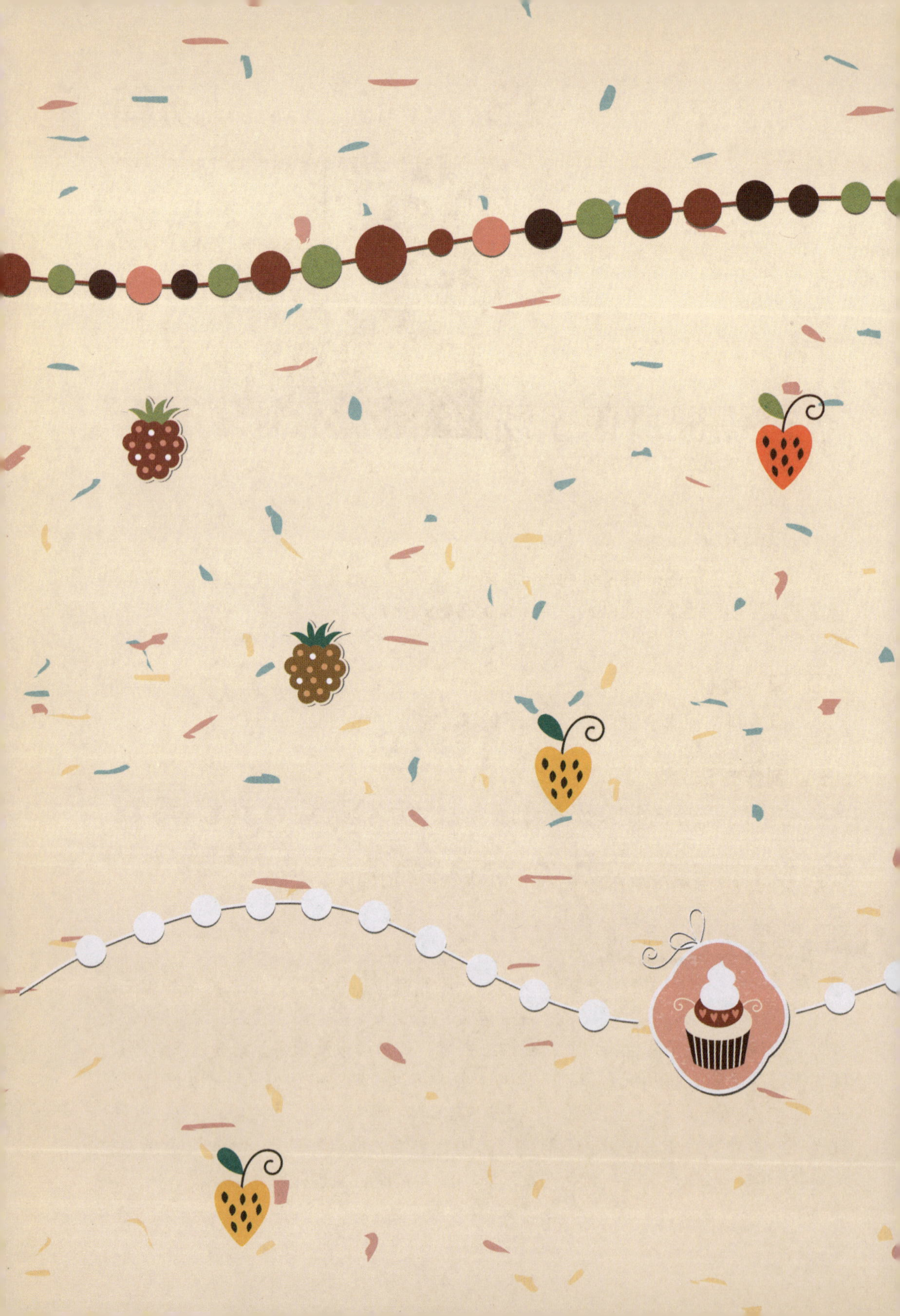

粥篇

夏季调理膳食

XIAJITIAOLISHANSHI

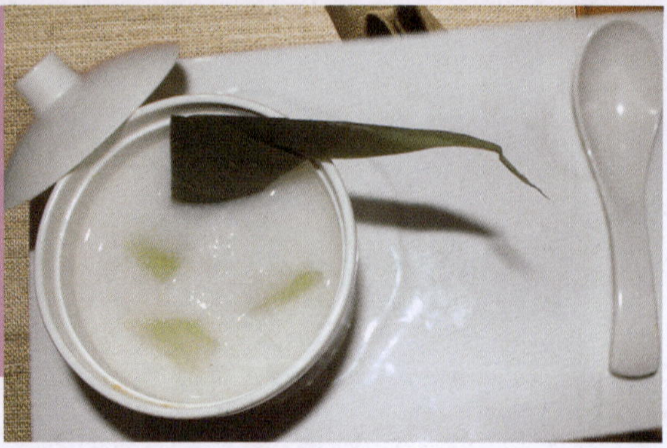

荷叶冬瓜粥

HEYEDONGGUAZHOU

一、菜品介绍

所有瓜类蔬菜都具有高钾低钠的特点，适合夏季食用。而在白粥中配上碧绿的荷叶和冬瓜的荷叶冬瓜粥，在夏季吃起来会更显清凉，因此，这款粥非常适合幼儿在夏季食用。

二、原料食材

- 主料：冬瓜、粳米
- 辅料：新鲜的荷叶
- 调料：白糖

三、制作方法

1. 冬瓜去皮、洗净、切成小块状，粳米淘净。
2. 取新鲜的荷叶，洗净后煎汤 500 毫升左右，滤后取荷叶汁备用。
3. 锅中加入荷叶汁、冬瓜块及粳米，煮成稀粥即可。食用时可依据个人口味，加入适量白糖。

四、专家营养介绍

冬瓜具有清热解暑的功效，性寒味甘，能清热生津、避暑除烦，在夏日服食尤为适宜；荷叶含有莲碱、原荷叶碱、荷叶碱等多种生物碱及维生素 C，药理研究发现，荷叶具有解热、抑菌、解痉的功效。荷叶与冬瓜都具有清热解暑的作用，适合在夏季食用，尤其是做成粥品，易于幼儿吸收。

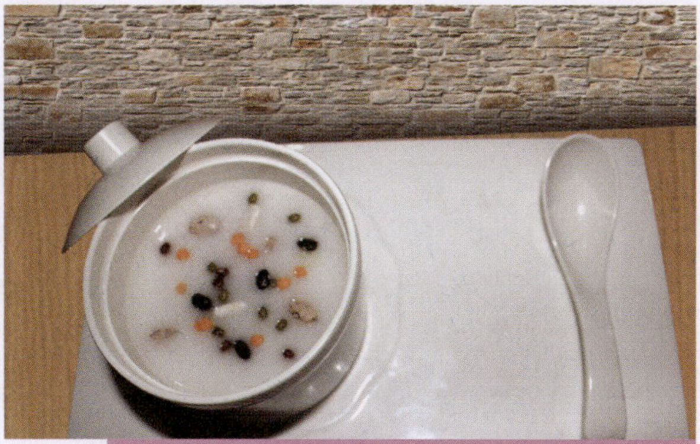

五谷丰登粥
WUGUFENGDENGZHOU

一、菜品介绍

在芒种节气的饮食方面，应以清淡祛暑、清热解毒食物为主。此款粥清凉祛暑、益肾健脾，适合幼儿食用。

二、原料食材

- 主料：大米
- 辅料：薏米、燕麦米、红小豆、绿小豆、黑豆、白芸豆、黄豆

三、制作方法

1. 提前 1 天把绿小豆、红小豆用温水浸泡，燕麦米、薏米、大米也用温水泡好。
2. 把黑豆、白芸豆、黄豆用清水煮开，半分熟后再用清水浸泡。
3. 冷水下锅，把所有的食材一起放入锅内煮，与其他煮粥方法一致，至食材煮熟即可。

四、专家营养介绍

红小豆含蛋白质、脂肪、糖类、磷、钙、铁及维生素 B1、维生素 B2、烟酸、皂甙等成分，具有良好的利尿作用；黄豆含有丰富的蛋白质和人体必需的氨基酸，可以提高人体免疫力；白芸豆具有提高人体自身免疫力、增强抗病能力、提高肌肤的新陈代谢、促进机体排毒等功效；黑豆营养全面，含有丰富的蛋白质、维生素、矿物质，有活血、利水、祛风、解毒之功效；绿豆中的多种维生素、钙、磷、铁等矿物质都比粳米多，因此，它不但具有很高的食用价值，还具有非常好的药用价值，有“济世之良谷”的说法。

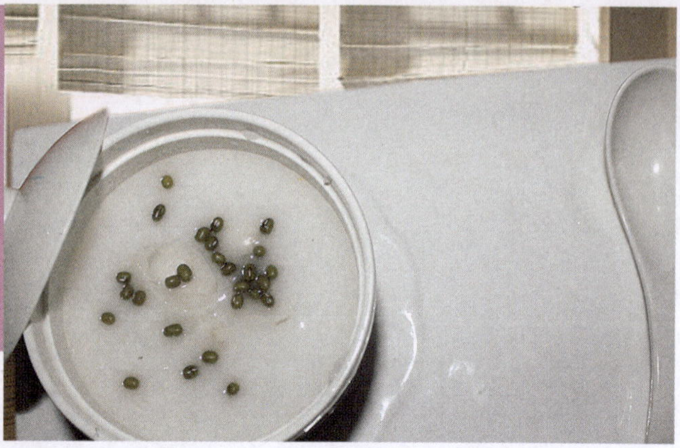

百合绿豆莲子粥

BAIHELüDOULIANZIZHOU

一、菜品介绍

大暑是一年中最炎热的时候，幼儿成长更需要足够的营养，这时适当吃一些百合绿豆莲子粥，不仅可以开胃，促进消化吸收，还可以起到防暑祛湿的作用。

二、原料食材

- 主料：大米
- 辅料：百合、莲子、绿豆
- 调料：冰糖

三、制作方法

1. 大米、绿豆淘净，百合洗净、切小块，莲子去芯、洗净。
2. 锅中加适量水烧开后，加入大米、莲子、绿豆煮开。
3. 转中火煮半小时后，加入百合、适量冰糖，煮开即可。

四、专家营养介绍

莲子中的钙、磷和钾含量非常丰富，是构成骨骼和牙齿的主要成分，莲芯还有很好的祛心火功效，可以治疗口舌生疮并有助于睡眠；百合含淀粉、蛋白质、脂肪、多种生物碱、钙、磷、铁等成分，具有较高的营养价值。

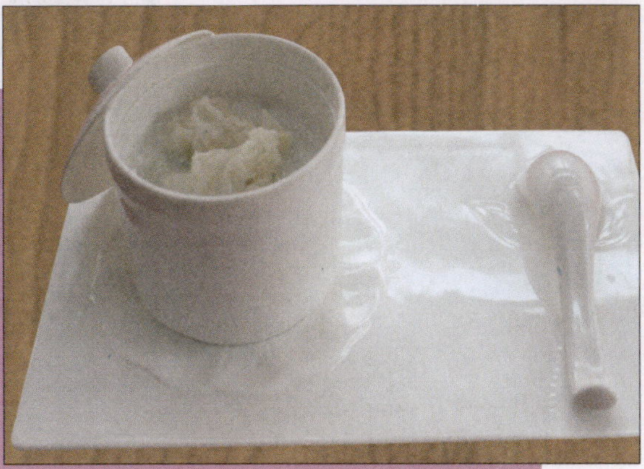

绿豆银耳粥

LüDOUYINERZHOU

一、菜品介绍

盛夏酷暑，幼儿容易中暑、食欲不佳，早晚喝些绿豆银耳粥，甘凉可口，能够防暑消热。夏季又是幼儿生长发育的高峰时期，而此款粥又兼具清凉解暑和促进生长发育的功效。

二、原料食材

- 主料：大米
- 辅料：绿豆、银耳
- 调料：白糖

三、制作方法

1. 银耳用水泡2小时后洗净、撕成小朵，绿豆用水泡5小时后淘净，大米淘净。
2. 锅中放水，加大火烧开后放入银耳、绿豆、大米，小火煮至粥黏稠即可，食用时可加入适量白糖。

四、专家营养介绍

绿豆含有丰富的蛋白质和多种营养物质，性味甘凉，有清热解毒、祛热解暑、利尿消肿的功效；银耳含维生素D，能防止钙的流失，对幼儿生长发育十分有益，同时它还富含硒等微量元素，可以增强机体抗肿瘤的免疫力，还能提高肝脏解毒能力，起到保肝的作用。

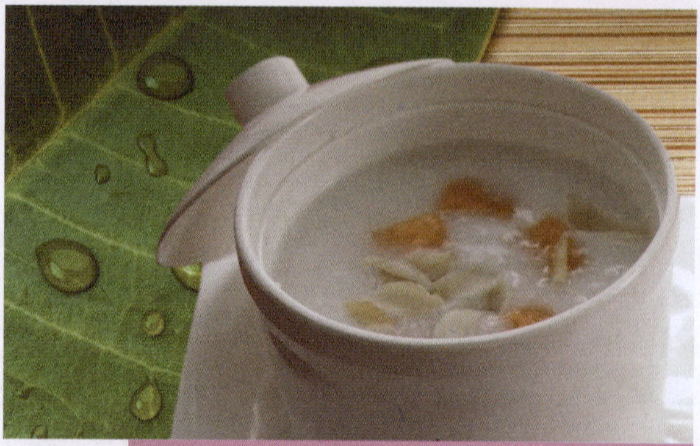

南瓜百合粥

NANGUABAIHEZHOU

一、菜品介绍

此款粥中的南瓜、百合两种食材，一黄一白、搭配分明，润肺清心且都具有天然的甜味，特别符合幼儿的口味。

二、原料食材

- 主料：大米
- 辅料：南瓜、百合

三、制作方法

1. 南瓜去籽、去皮、洗净切成小块，百合洗净，大米淘净。
2. 锅中放水大火烧开后，放入大米、南瓜块，小火慢煮。
3. 待汤汁黏稠后，放入百合，再煮 5 分钟即可。

四、专家营养介绍

南瓜含有丰富的钴，在各类蔬菜中含钴量居首位，钴能活跃人体的新陈代谢，促进造血功能，此外，南瓜还含有淀粉、蛋白质、胡萝卜素、维生素 B、维生素 C 和钙、磷等成分，具有润肺益气、化痰排脓、驱虫解毒、治咳止喘、疗肺通便、利尿美容等功效；百合的鳞茎肉质肥厚，含有丰富的淀粉和蛋白质，熟食有独特的风味，是蔬菜中的珍品，也是一种多功能的保健食疗食品。

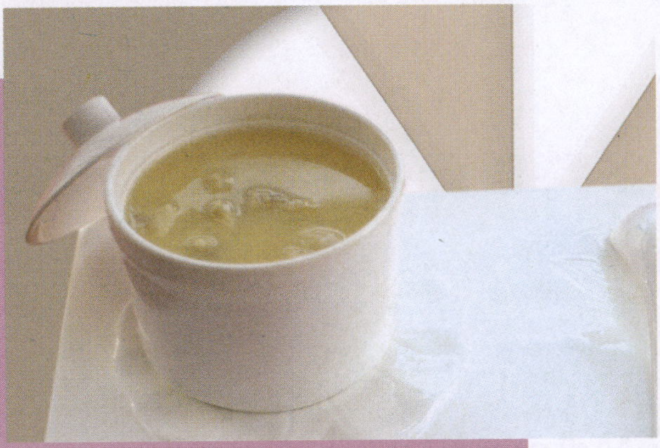

山药蜂蜜粥
SHANYAOFENGMIZHOU

一、菜品介绍

夏季幼儿容易食欲欠佳，此款粥对于脾胃素虚、消化不良、不思饮食的幼儿有很好的帮助，而粥中加入蜂蜜后更提高了口感，从而使幼儿更容易接受。

二、原料食材

■主料：小米　　■辅料：山药、蜂蜜

三、制作方法

1. 山药去皮、洗净、切片，小米淘净。
2. 锅中加水烧开后，放入小米。
3. 在锅中放入山药，小火慢煮。
4. 粥熟关火至温凉时加入适量蜂蜜调味即可。

四、专家营养介绍

山药含有多种微量元素，其中钾的含量较高，有健脾、除湿、补气的功效，能助消化，对幼儿强健体魄有较明显效果；小米含铁量突出，有很好的补血效果，小米中的蛋白质、脂肪、碳水化合物这几种主要营养素含量也很高，此外，由于小米通常无须精制，因此在烹饪时保存了较多的营养素和矿物质；蜂蜜中含有的葡萄糖和果糖可以不经过消化作用而直接被人体吸收，蜂蜜中还含有与人体血清浓度相近的多种无机盐和一定数量的维生素，同时蜂蜜中含有的酶还是能够帮助人体消化吸收一系列物质代谢及化学变化的促进物质。

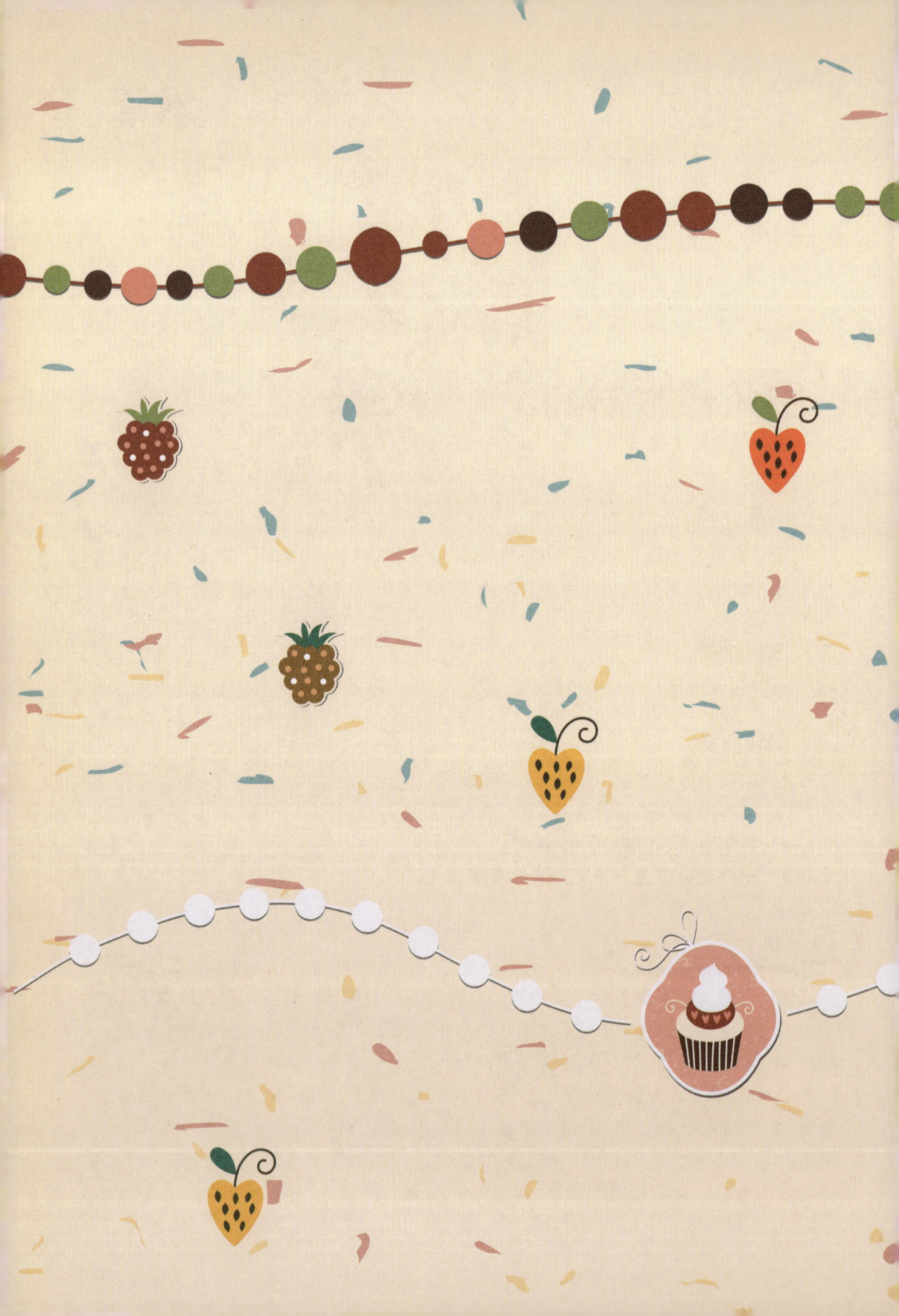

素菜篇

夏季调理膳食

XIAJITIAOLISHANSHI

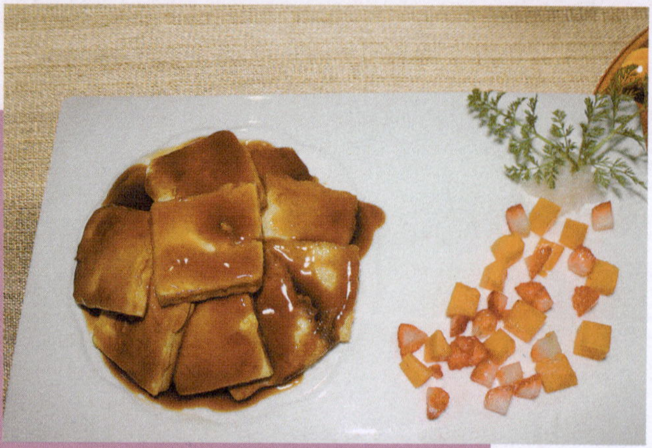

糖醋豆腐

TANGCUDOUFU

一、菜品介绍

豆腐具有很高的营养价值和很强的食疗保健功效，不过有的幼儿不太喜欢它的豆腥味，但此款糖醋豆腐酸酸甜甜的口味很快就会打动幼儿的味蕾，因此深受幼儿的喜爱。

二、原料食材

■主料：豆腐　■辅料：面粉、鸡蛋　■调料：糖、醋、生抽、鸡精、油

三、制作方法

1. 将豆腐切成小方块，放在面粉里滚一下。
2. 将鸡蛋打成液，再把滚过面粉的豆腐块放在蛋液中裹一下。
3. 将 1 勺糖（约 6 克）、2 勺醋、3 勺生抽、半勺鸡精调匀之后加入 50 克水拌匀制成糖醋汁。
4. 锅中放油加热至 6 成热，放入豆腐块，炸至金黄后捞出。
5. 锅中留底油，将提前准备好的糖醋汁倒入锅中炒香，再倒入炸豆腐块，迅速翻炒，待炸豆腐块上裹上酱汁关火即可。

四、专家营养介绍

豆腐营养丰富，含有铁、钙、磷、镁等人体必需的多种微量元素，还含有糖类、植物油和优质蛋白，素有“植物肉”之美称。豆腐的消化吸收率达 95% 以上，除有增加营养、帮助消化、增进食欲的功效外，对牙齿、骨骼的生长发育也颇为有益，还可增加血液中铁的含量，利于造血，是幼儿补充营养的食疗佳品。

莲藕小炒
LIANOUXIAOCHAO

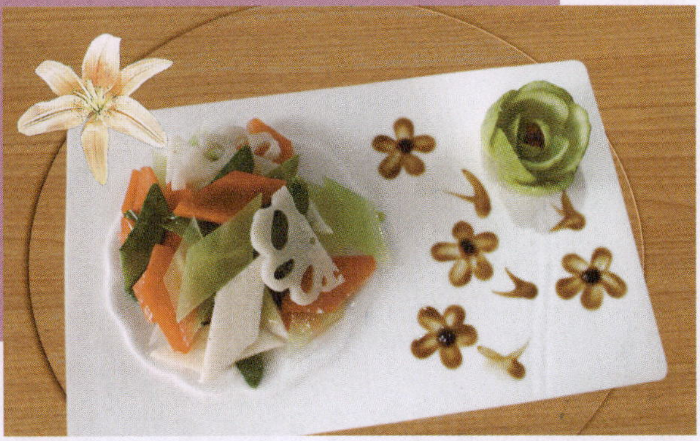

一、菜品介绍

小暑的到来，标志着我国大部分地区进入炎热季节，农谚有“小暑交大暑，热得无处躲”的说法，在空气干燥、补水又不足的时候，适当吃些莲藕可以健脾、开胃、益气、除湿，而此道菜品在白色的莲藕中配上橘黄色的胡萝卜和淡绿色的莴笋，更能引起幼儿的食欲。

二、原料食材

- 主料：莲藕
- 辅料：胡萝卜、鲜百合、菱角、莴笋
- 调料：油、盐

三、制作方法

1. 莲藕洗净、去皮、切成薄片后在淡盐水中泡几分钟（防止其发黑），将其他所有食材洗净、切片。
2. 锅中放油烧热，将食材全部倒入锅中，爆炒 1 分钟，再加入适量盐，翻炒均匀后即可出锅。

四、专家营养介绍

莲藕能清热解烦、解渴止呕，煮熟的藕性味甘温，能健脾开胃、益血补心，有消食、止渴、生肌的功效，但需要注意的是，莲藕不易嚼烂，在幼儿进食时要注意观察并提醒幼儿多嚼一嚼，防止藕块噎住幼儿；胡萝卜含有大量的胡萝卜素，进入机体后，在肝脏及小肠黏膜内经过酶的作用，其中 50% 变成维生素 A，有补肝明目的作用，可治疗夜盲症；菱角生食有清热解暑的作用，熟食则有益气健脾的功效；百合含淀粉、蛋白质、脂肪、多种生物碱、钙、磷、铁等成分，具有较高的营养价值。

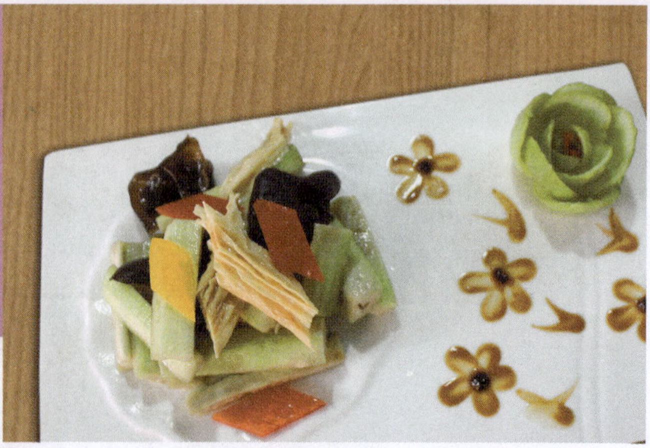

F 腐竹烧丝瓜

UZHUSHAOSIGUA

一、菜品介绍

大暑节气，给幼儿适当多吃些丝瓜类的蔬菜可以清热解暑。此外，腐竹和黑木耳的营养也很丰富，幼儿多吃些此类食物对维护身体健康十分有利。此道菜品在淡黄色的腐竹中配上绿色的丝瓜，白绿相间、青翠可人、更显清凉。

二、原料食材

- 主料：腐竹、丝瓜
- 辅料：黑木耳、葱、姜
- 调料：油、盐、白糖、料酒、香油

三、制作方法

1. 腐竹泡发、洗净、切段，黑木耳泡发、洗净后撕成小朵，丝瓜去皮、洗净后切片，葱、姜洗净、切末。
2. 锅中放油烧热，爆香葱末、姜末，放入腐竹段、黑木耳和丝瓜片炒匀。
3. 加适量料酒、白糖、水，小火收汁后，再放适量盐和少许香油调味即可。

四、专家营养介绍

腐竹含有多种矿物质，浓缩了黄豆中的精华，是豆制品中的“营养冠军”，有补充钙质、防止因缺钙导致的骨质疏松、增进骨骼发育的作用，另外还具有清热润肺、止咳消痰的功效；丝瓜富含的维生素C具有保护牙齿健康、清除自由基的不利影响、防癌、保护细胞、解毒、保护肝脏，提高免疫力、应急能力的功效。腐竹、黑木耳与丝瓜是较好的搭配，营养丰富、口味清淡，是幼儿夏季不错的膳食选择。

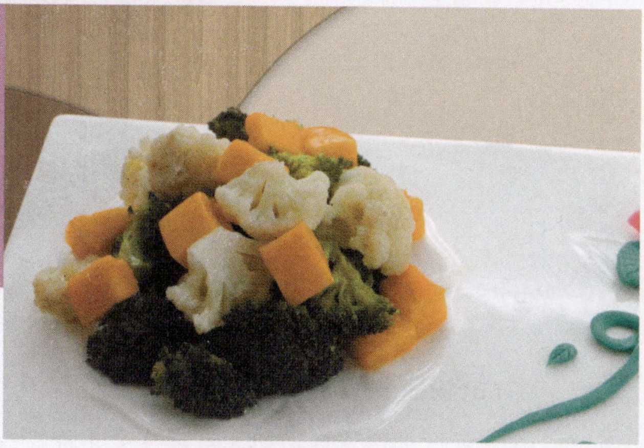

芒香双花
MANGXIANGSHUANGHUA

一、菜品介绍

此款菜品把蔬菜和水果搭配在一起，增加了幼儿的好奇心，绿、白、黄三色，颜色鲜艳，特别能激发幼儿的食欲，而芒果的香味吃起来口感更好。

二、原料食材

- 主料：菜花、西兰花、芒果
- 调料：白糖、盐、淀粉、油

三、制作方法

1. 西兰花、菜花掰成小朵后洗净放入开水中焯至变色（水中加少许盐），芒果去皮、洗净、切块。
2. 锅中放油烧热后下芒果，翻炒至变色后，放入西兰花、菜花翻炒3～5分钟，加入适量白糖和盐，再用水淀粉勾芡，炒匀后即可。

四、专家营养介绍

西兰花营养含量很高，而且十分全面，钙、磷、铁、钾、锌、锰等含量都很丰富，能增强肝脏的解毒能力，提高机体免疫力；芒果的营养价值也非常丰富，被称为“热带水果之王”，具有解渴、益胃、利尿等功用。

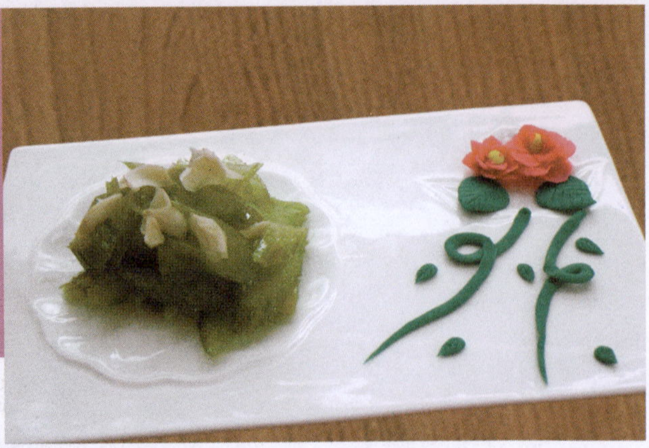

西芹百合

XIQINBAIHE

一、菜品介绍

夏季天气炎热干燥，幼儿常常食欲不佳，会出现上火、便秘等症状。此款菜品颜色鲜艳、味道微甜，夏季让幼儿食用可有清淡可口、清凉解暑之功效。

二、原料食材

- 主料：西芹
- 辅料：百合
- 调料：盐、油

三、制作方法

1. 西芹洗净、拉去丝、切小段，百合洗净。
2. 锅中放油烧热后，放入西芹段煸炒，再放入百合、适量盐，炒匀后即可。

四、专家营养介绍

西芹含有丰富的蛋白质、胡萝卜素、碳水化合物和膳食纤维，其中磷和钙的含量较高，具有健胃、利尿等功效，是一种保健蔬菜；百合含有丰富的营养元素和较高的药用价值，百合中的蛋白质、氨基酸和多糖，可提高人体的免疫力。

荤菜篇

夏季调理膳食

XIAJITIAOLISHANSHI

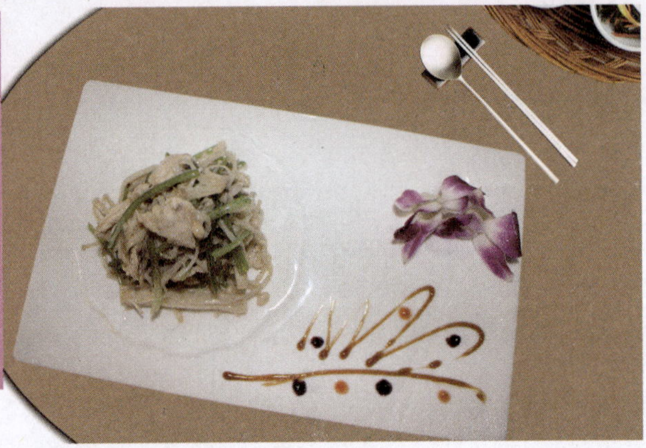

菌菇肉丝

JUNGUROUSI

一、菜品介绍

夏季，幼儿容易胃口不好，以鲜咸口味为主的菜肴则能激发幼儿食欲。这道菜品包括的食物种类不多，但营养丰富、制作简便，香菇和金针菇的黑白搭配既好看又有营养，可作为夏季幼儿的家常菜。

二、原料食材

- 主料：金针菇、香菇、猪肉
- 辅料：葱、姜、香菜
- 调料：油、酱油、盐

三、制作方法

1. 金针菇、香菇洗净、切成丝，香菜洗净、切小段，葱洗净、切葱花，姜洗净、切丝。
2. 猪肉洗净、切丝，加少许淀粉腌制片刻。
3. 热锅凉油下入肉丝，煸炒至肉丝发白取出备用。
4. 锅里再加油至热后，加入葱花、姜丝炒出香味，加入肉丝、香菇丝、金针菇丝翻炒，再加少许酱油、适量盐调味，最后撒上香菜段即可。

四、专家营养介绍

蘑菇类食物营养丰富、味道鲜美，高蛋白、低脂肪且富含人体必需的多种氨基酸、矿物质、维生素和多糖等营养成分，经常食用能很好地促进人体对其他食物营养的吸收。菇类与猪肉丝共同炒制，既增加香味，又增加营养，比较适合幼儿在夏季食用。

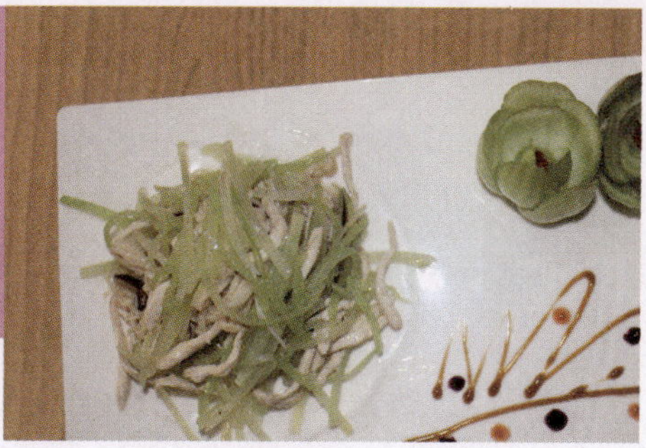

什锦鸡丝

SHIJINJISI

一、菜品介绍

5月小满前后，高温与暴雨天气并行，暑湿之气对身体难免有所影响，会使幼儿胃口不好、胸闷气短、多汗烦热。此时，更应该多吃些苦味菜，同时配上鸡脯肉。此款什锦鸡丝，可以起到健脑强体、促进食欲的功效。

二、原料食材

- 主料：莴笋、金针菇、鸡脯肉、香菇
- 辅料：蛋清、生粉、葱姜汁
- 调料：油、盐

三、制作方法

1. 将所有主料洗净、分别切成细丝，鸡丝再用葱姜汁、蛋清、生粉拌匀备用。
2. 锅中放油烧至7成热，放入鸡丝，滑油至肉熟后沥油、出锅备用。
3. 净锅烧热后放底油，放入莴笋丝、香菇丝、金针菇丝略炒几下，再放入鸡丝，炒匀至熟。
4. 最后加入适量盐拌匀后关火即可。

四、专家营养介绍

鸡脯肉蛋白质含量较高，易被人体吸收利用，有强身健体的功效，其含有的磷脂类，是人体生长发育的重要来源之一，有益五脏、补虚健胃、强筋壮骨等功效；莴笋中的钾含量较高，有利于促进排尿，含有少量的碘元素，对人的基础代谢、心智和体格发育甚至情绪调节都有重大影响，还含有非常丰富的氟元素，有助于牙齿和骨骼的生长；香菇含有丰富的维生素D，原菇蛋白质里包含18种氨基酸，在人体必需的8种氨基酸里，香菇就占了7种并且多属L型氨基酸，活性高、易被人体吸收，消化率高达80%；金针菇中氨基酸的含量也非常丰富，高于一般菇类，尤其是赖氨酸的含量特别高，具有促进幼儿智力发育的功效。本品中的几种原料皆富含营养，适当的配炒，实是一道味美色佳、营养丰富的夏季菜肴。

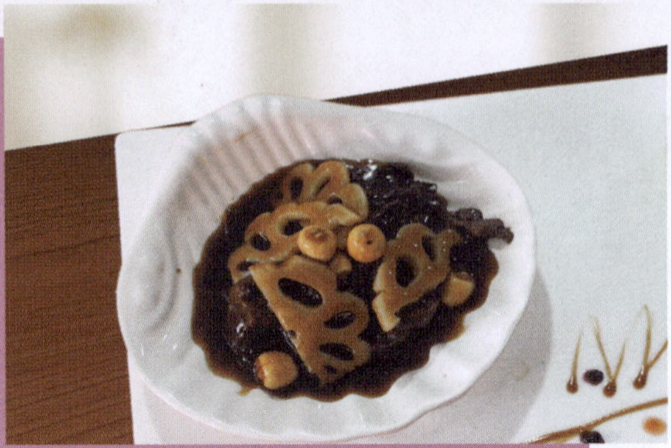

莲子莲藕烩鸭丁

LIANZILIANOUHUIYADING

一、菜品介绍

芒种时节天气炎热，雨水较多。依据芒种节气的这种特点，专家提出此期养生保健重在除湿。因此，在保持荤素合理搭配的基础上，夏季食用肉类的首选非鸭肉莫属。此款莲子莲藕烩鸭丁荤素搭配，特别适合幼儿在夏季食用。

二、原料食材

- 主料：鸭脯肉、鲜莲、莲藕
- 辅料：葱、姜
- 调料：植物油、盐、淀粉、料酒、酱油

三、制作方法

1. 鸭脯肉洗净、切丁，再用热水焯一下，莲藕洗净、切小片，葱、姜洗净、切末。
2. 莲子去莲芯、洗净，放碗中加水上屉蒸熟。
3. 锅中加水，下料酒、酱油、葱、姜末、盐，待开锅后下鸭丁、莲藕片、莲子煮沸，去浮沫，下水淀粉勾薄芡，再淋上适量熟植物油即可。

四、专家营养介绍

鸭脯肉的营养价值很高，蛋白质含量约占15%，比其他畜肉的含量高很多，而且鸭脯肉所含脂肪只有1.5%，纤维较为松散，肉质鲜嫩、易于消化，所含B族维生素和维生素E也较其他肉类多，能有效抵制神经炎和多种炎症，鸭脯肉中还含有较为丰富的烟酸，它是构成人体内两种重要辅酶的成分之一；莲子中的钙、磷和钾含量非常丰富，同时还含有其他多种维生素、微量元素、荷叶碱、金丝草甙等物质，均有助于机体的生长发育；藕的营养价值很高，富含铁、钙等微量元素，植物蛋白质、维生素以及淀粉含量也很丰富，有明显的补益气血、增强人体免疫力的功效。

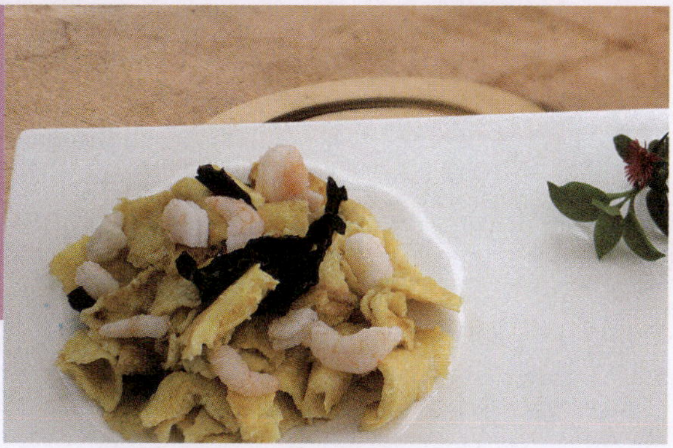

木耳滑蛋虾仁
MUERHUADANXIAREN

一、菜品介绍

此款菜品，三种食材搭配在一起，鸡蛋包裹虾仁，口感更加细滑，同时还具有丰富的优质蛋白，在为幼儿提供全面营养的同时，不容易上火，非常适合在夏季食用。

二、原料食材

- 主料：木耳、鸡蛋、虾仁
- 辅料：葱、姜
- 调料：油、盐、料酒

三、制作方法

1. 木耳用水泡发、洗净后切成小块，鸡蛋打散，葱洗净、切葱花，姜洗净、切末。
2. 虾仁挑去虾线、洗净，用料酒、盐腌制 10 分钟。
3. 将鸡蛋液用热锅凉油炒散后，盛出备用。
4. 用底油炒姜末和葱花，再放入木耳和虾仁煸炒，最后放入炒好的鸡蛋，加入适量盐炒匀即可。

四、专家营养介绍

黑木耳中铁的含量极为丰富，常吃能防治缺铁性贫血，此外它还含有抗肿瘤活性物质，能增强机体免疫力，经常食用可防癌；虾营养丰富，所含蛋白质是鱼、蛋、奶的几倍到几十倍，还含有丰富的钾、碘、镁、磷等矿物质及维生素 A、氨茶碱等成分，且其肉质松软、易消化；鸡蛋含有 DHA 和卵磷脂、卵黄素等营养物质，对幼儿神经系统和身体发育十分有利，能够帮助幼儿健脑益智、改善记忆力。

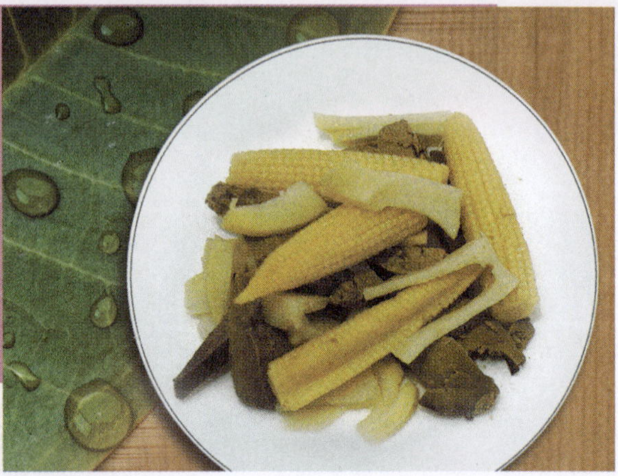

双笋炒鸡片

SHUANGSUNCHAOJIPIAN

一、菜品介绍

此款菜品口感甜脆清香、鲜嫩可口，在夏季食用有清凉降火的功效。

二、原料食材

- 主料：鸡胸肉、芦笋、玉米笋
- 辅料：油、淀粉、料酒、盐

三、制作方法

1. 鸡胸肉洗净、切片，用盐、料酒和淀粉腌制 15 分钟；芦笋、玉米笋洗净、切片。
2. 锅中放热水和少量盐焯一下芦笋片和玉米笋片。
3. 热锅凉油，煸炒鸡胸肉，待变色后，放入芦笋片、玉米笋片，再加适量盐，用水淀粉勾芡即可。

四、专家营养介绍

鸡胸肉蛋白质含量较高且易被人体吸收利用，还富含对人体生长发育有重要作用的磷脂类；芦笋含有多种人体必需的营养元素，比例适当，其性味甘寒，有清热利小便的作用，夏季食用能清凉降火、消暑止渴；玉米笋含有丰富的维生素、蛋白质、矿物质，具有独特的清香，口感甜脆、鲜嫩可口。

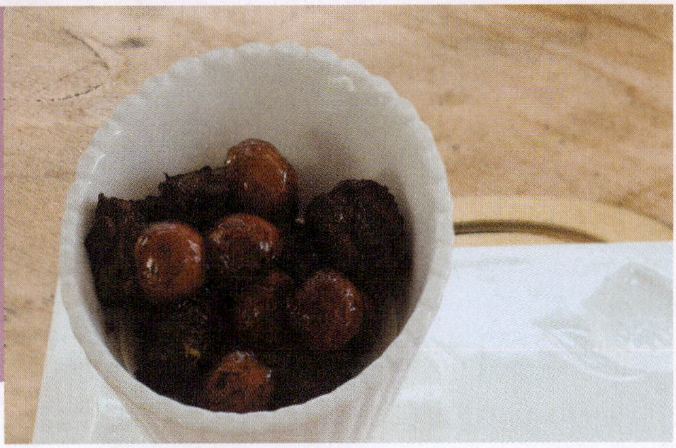

山楂排骨
SHANZHAPAIGU

一、菜品介绍

此款菜品适合幼儿及消化不良者食用。排骨上面酸酸甜甜的菜汁特别下饭，很适合幼儿在夏天食用。

二、原料食材

- 主料：排骨
- 辅料：山楂
- 调料：油、酱油、料酒、米醋、砂糖

三、制作方法

1. 排骨洗净、斩成小块，山楂洗净。
2. 锅中烧开水后倒入排骨，撇去血水后取出排骨，用流动水冲洗干净。
3. 排骨倒入油锅中，加入料酒、酱油、米醋、砂糖翻炒，再加入山楂、适量清水。
4. 大火烧开后，转小火煮至排骨软烂，出锅前加适量盐调味即可。

四、专家营养介绍

猪排骨能提供人体生理活动必需的优质蛋白质、脂肪，尤其是丰富的钙质可维护骨骼健康；山楂所含的黄酮类和维生素 C、胡萝卜素等物质能阻断并减少自由基的生成，能够增强机体的免疫力，同时山楂能够开胃消食，特别是对消肉食积滞作用更好。

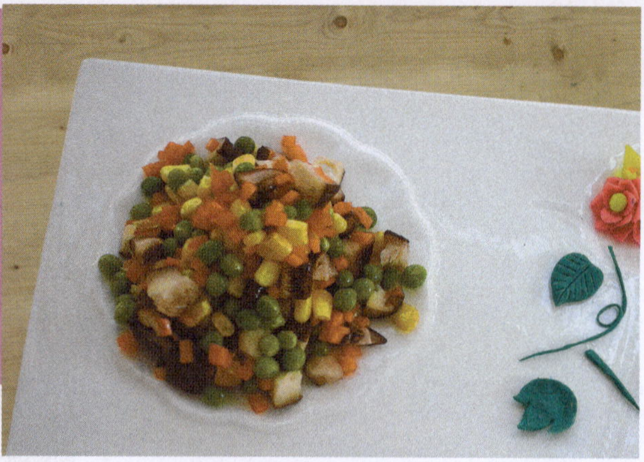

三丁炒蘑菇
SANDINGCHAOMOGU

一、菜品介绍

此款菜“一荤一素一菇”的搭配，全面提供了幼儿日常的营养所需，达到了膳食平衡的作用。

二、原料食材

■主料：青豆、胡萝卜、猪肉、蘑菇、玉米粒

■调料：油、盐、酱油、淀粉、糖

三、制作方法

1. 胡萝卜去皮、洗净、切丁，蘑菇洗净、切丁，青豆、玉米粒洗净。
2. 将青豆、蘑菇丁、玉米粒用沸水焯一下备用。
3. 猪肉洗净、切小丁，用酱油、淀粉、糖腌制片刻。
4. 锅中放油加热后，煸炒肉丁至变色，放入焯好的胡萝卜丁、青豆、蘑菇丁、玉米粒，再放入适量盐、酱油，最后用水淀粉勾芡即可。

四、专家营养介绍

蘑菇营养丰富，是硒、铜、钾、磷、色氨酸和维生素 B2、维生素 B3、维生素 B5 的绝佳食物来源；胡萝卜中的维生素 A 是骨骼正常发育的必需物质，有利于细胞的生殖与增长，具有造血功能，可补充人体所需的血液，从而改善贫血，同时其还含有丰富的钾；青豆中含有丰富的蛋白质、叶酸、膳食纤维和人体必需的多种氨基酸，尤以赖氨酸含量为最高；猪肉的蛋白质属优质蛋白质，含有人体全部必需的氨基酸，猪肉中还富含铁，是人体血液中红细胞的生成和功能维持所必需的营养元素。

主食篇

夏季调理膳食

XIAJITIAOLISHANSHI

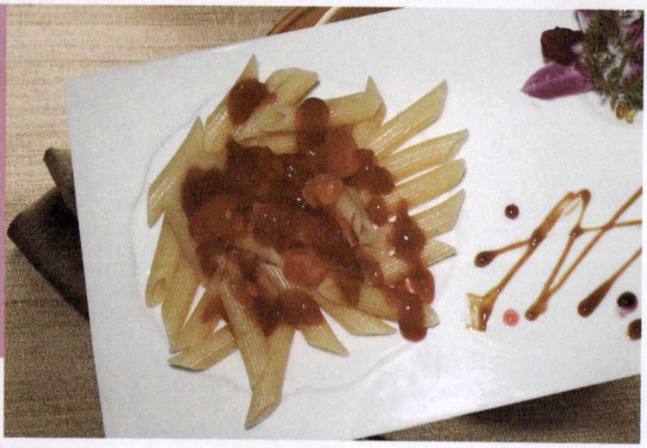

西红柿通心面

XIHONGSHITONGXINMIAN

一、菜品介绍

关于夏至的饮食习俗，有“冬至馄饨夏至面”的说法，因此北京人在夏至这天就会吃面。炎热的夏天，人们的食欲减退，幼儿也不例外，此款西红柿通心面却可解暑热、增进食欲、帮助消化，是幼儿在夏天里一款不错的主食。

二、原料食材

- 主料：通心面、西红柿
- 辅料：肉汤

三、制作方法

1. 西红柿洗净、切成小块，通心面切碎。
2. 将西红柿放入盛有肉汤的锅中煮 20 ~ 30 分钟。
3. 再将切碎的通心面放入锅中，中火煮至面变软即可。

四、专家营养介绍

西红柿营养丰富，有促进消化、保护皮肤和神经的重要功效。西红柿内的苹果酸和柠檬酸等有机酸，既能保护所含维生素C不受烹调破坏，还有增加胃液的酸度、帮助消化、调整胃肠功能的作用，与面同煮而食，味道不错，比较适合幼儿的口味。

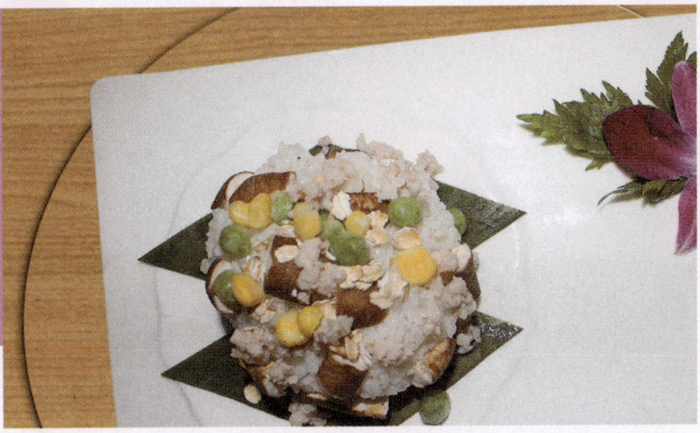

鲜蔬什锦饭

XIANSHUSHIJINFAN

一、菜品介绍

幼儿每天要通过进食各种主食来补充身体所需营养，从而保证自身的生长发育。炎热的夏天，五颜六色的鲜蔬什锦饭不仅看起来美观，吃起来也非常爽口。

二、原料食材

- 主料：珍珠米、燕麦
- 辅料：高汤、鲜香菇、精瘦猪肉末、豌豆仁、玉米粒
- 调料：盐

三、制作方法

1. 珍珠米、燕麦洗净，浸泡于清水中约 1 个小时后沥干水分，鲜香菇洗净、切小丁，豌豆仁、玉米粒洗净。
2. 电饭锅中倒入高汤，放入珍珠米、燕麦，加入鲜香菇丁、肉末、豌豆仁、玉米粒，再加入适量盐，蒸熟即可。

四、专家营养介绍

燕麦中的糖类主要是淀粉，而蛋白质是以谷蛋白为主，脂肪含量位居麦类之首，且富含维生素 B 群（尤其是维生素 B1、维生素 B2 以及菸碱酸）、维生素 C、维生素 E、叶酸、钙、磷、铁、铜、锌、锰、矽、水溶性纤维、β－聚葡萄糖以及植物碱、植物皂素等；豌豆富含人体必需的氨基酸之一——赖氨酸，能促进人体发育、增强免疫功能，并提高中枢神经组织功能。本品中的食材，所含营养丰富，对促进幼儿的身体发育很有好处，并且看上去五颜六色，比较适合幼儿食用。

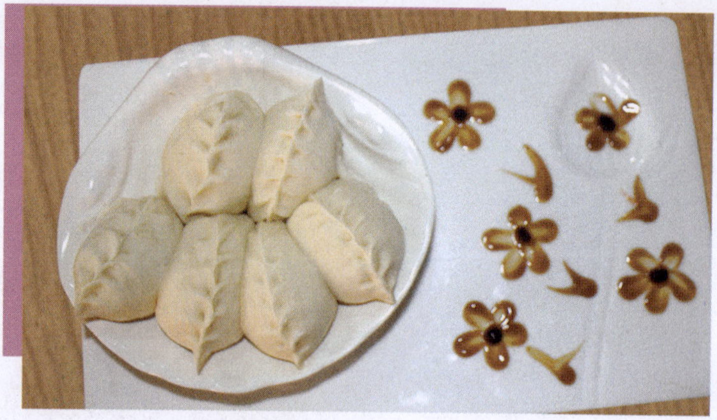

柳叶包

LIUYEBAO

一、菜品介绍

夏季天气炎热，很多幼儿容易上火，排便不是很顺畅，因此在补充水分的同时，更要多提供富含植物纤维的食物。此款柳叶包里的豇豆营养价值丰富，再配上鸡蛋，吃起来鲜香可口，同时做成柳叶的形状，会使人不禁想到夏季河边一缕缕柳枝带给我们的清凉。

二、原料食材

■主料：豇豆、面粉

■辅料：鸡蛋、发酵面团

■调料：油、糖、五香粉

三、制作方法

1. 豇豆去头尾、洗净，用开水汆烫后捞出，放入凉水中过凉、晾干，切成小粒。
2. 鸡蛋打散，在油锅中炒熟，用铲子搅碎，盛出备用。
3. 将豇豆粒、碎鸡蛋混合，加入适量油、糖、五香粉拌匀，做成馅料备用。
4. 用发酵面团将面发酵好后揉匀，切成剂子，擀好包子皮。
5. 往馅料中放适量盐，再次拌匀后，用包子皮包成包子。
6. 包子冷水上锅，蒸至 15 ~ 18 分钟即可，出锅前再虚蒸 2 ~ 3 分钟。

四、专家营养介绍

豇豆提供了人体易于消化吸收的优质蛋白质、适量的碳水化合物及多种维生素、微量元素等，可补充机体的营养素；所含维生素 B1 能维持正常的消化腺分泌和胃肠道蠕动，抑制胆碱酯酶活性，可帮助消化、增进食欲；所含维生素 C 则能促进抗体的合成，提高机体抗病毒的作用。

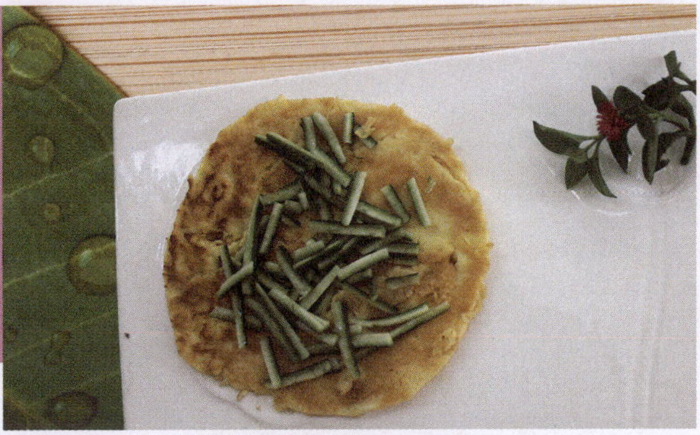

黄瓜鸡蛋饼
HUANGGUAJIDANBING

一、菜品介绍

夏季是黄瓜成熟的季节，利用黄瓜清新、甘凉的特点，将其与鸡蛋丰富的蛋白质结合制成的此款主食能有效清热去火，是夏季幼儿必不可少的一道美食。

二、原料食材

■主料：黄瓜、鸡蛋、面粉

■调料：油、盐

三、制作方法

1. 鸡蛋打成蛋液，黄瓜洗净、切细丝。
2. 将蛋液、黄瓜丝放入面粉中加少量水、适量盐，搅拌均匀，和成面糊备用。
3. 锅中放油烧热后，放入适量黄瓜鸡蛋面糊，一面煎至金黄色，再翻过来煎另一面，两面都呈金黄色时出锅即可。

四、专家营养介绍

黄瓜具有清热利水、解毒消肿、生津止渴的功效，黄瓜中含有的维生素 C 可以提高人体免疫功能；鸡蛋是人体所需的营养来源之一，其含有大量的维生素和矿物质以及高生物价值的蛋白质。此款主食将蔬菜、鸡蛋、面粉有机地结合在一起，营养全面，夏季食用时若能再搭配一碗粥，将会是一顿不错的晚餐。

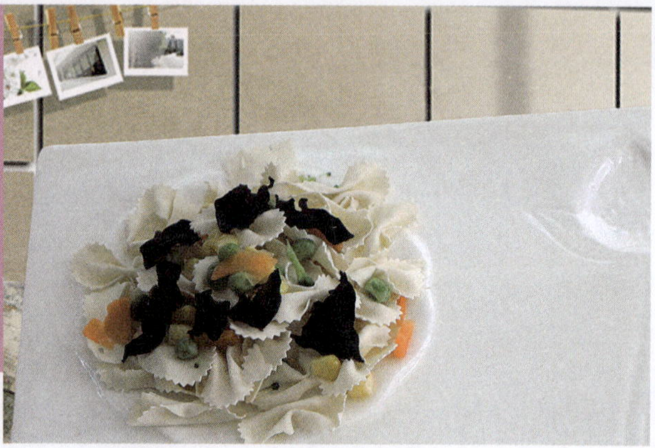

三色蝴蝶面

S ANSEHUDIEMIAN

一、菜品介绍

夏季天气炎热，幼儿食欲欠佳，面条中配上多种蔬菜，有利于营养的全方位补充并且易消化吸收。此款蝴蝶形状的面条，比起普通面食来讲，更易受到幼儿的喜爱。

二、原料食材

- 主料：蝴蝶面
- 辅料：玉米粒、豌豆粒、香菇、西红柿、葱
- 调料：油、盐

三、制作方法

1. 香菇洗净、切粒，西红柿洗净、切丁，玉米粒、豌豆粒洗净，葱洗净、切葱花。
2. 热锅下油，放入葱花炝锅，再放入香菇丁、玉米粒、豌豆粒煸炒，放入西红柿丁至出汤后，炒1分钟，最后放入适量盐，炒匀后出锅。
3. 将蝴蝶面煮熟捞出，淋入菜汁即可。

四、专家营养介绍

香菇味道鲜美，素有“植物皇后”的美誉，富含维生素B族、铁、钾、维生素D原（经日晒后转成维生素D），味甘、性平，主治食欲减退、少气乏力；豌豆中富含人体所需的各种营养物质，尤其是含有的优质蛋白质，可以提高机体的抗病能力和康复能力，富含的粗纤维能促进大肠蠕动，保持大便通畅，起到清洁大肠的作用；西红柿中的维生素C有生津止渴、健胃消食、凉血平肝、清热解毒的功效，所含的苹果酸和柠檬酸有助于胃液对脂肪及蛋白质的消化；玉米含蛋白质、脂肪、淀粉、维生素B1、维生素B2、维生素A、胡萝卜素、纤维素以及钙、磷、铁等矿物质，是粗粮中的保健佳品。

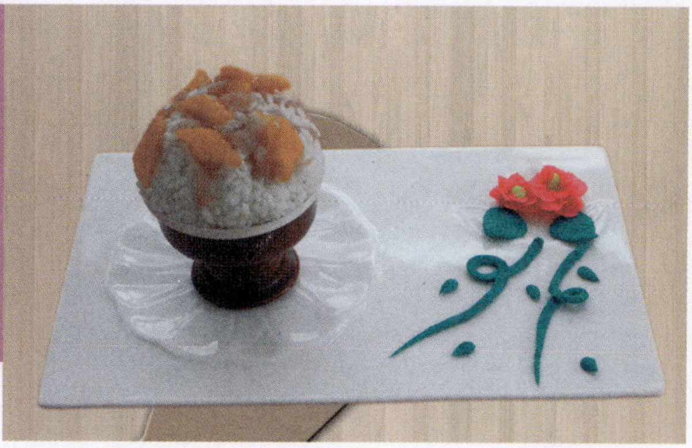

鸭肉南瓜饭

YAROUNANGUAFAN

一、菜品介绍

此道主食将鸭肉和南瓜相结合，荤素搭配，在夏季适当食用，既能促进食欲，又不会引起上火。

二、原料食材

■ 主料：鸭肉、南瓜、大米

三、制作方法

1. 将鸭肉切丁、红烧至熟，南瓜洗净、切丁，大米淘净。
2. 在淘好的米中放入南瓜丁、红烧鸭丁，入电饭锅煮熟即可。

四、专家营养介绍

鸭肉性味甘、咸、平，微寒，可补血益气、利水消肿，鸭肉中含有丰富的蛋白质，而且消化率高、容易被人体吸收；南瓜的营养成分较全，含有淀粉、蛋白质、膳食纤维以及维生素 A、维生素 B、维生素 C 以及钙、磷、钾等矿物质，具有较高的营养价值。

甜品、小点篇

夏季调理膳食

XIAJITIAOLISHANSHI

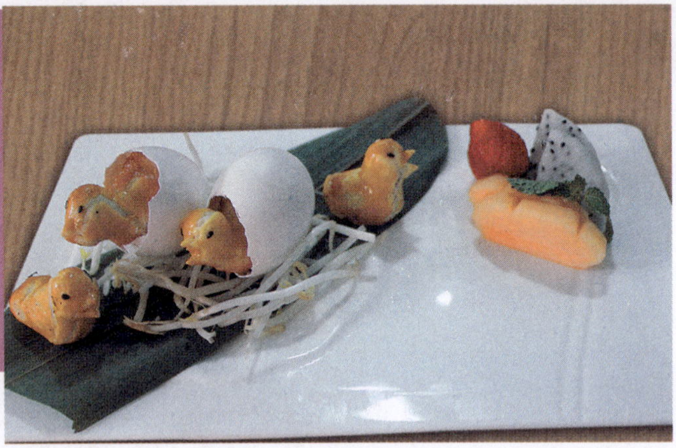

小鸡出壳

XIAOJICHUKE

一、菜品介绍

这款点心形象生动地展现了小鸡破壳而出的情境，红色的鸡冠，胖胖的身体，一只只破壳而出的小鸡，栩栩如生，使幼儿看了特别喜爱。

二、原料食材

- 主料：面粉、鸡蛋
- 辅料：黄油、蛋壳（蒸熟备用）、豆沙馅
- 调料：白糖、泡打粉、椰丝粉

三、制作方法

1. 将面粉中放入适量泡打粉后，加入水和成面团，将面团做成剂子，包上豆沙馅，做成小鸡形状后，刷蛋液。
2. 将制作好的“小鸡”放入备好的熟蛋壳中，撒上椰丝粉。
3. 将“小鸡”摆放在烤盘上入烤箱烤成乳白色即可，出烤箱后可撒入适当白糖调味。

四、专家营养介绍

鸡蛋健脑益智，鸡蛋黄中的卵磷脂、甘油三酯、胆固醇和卵黄素对幼儿神经系统发展和身体发育有很大的作用，并可改善各个年龄组的记忆力；豆沙可以提高免疫力、安神除烦、补充能量。此款花式小点心，不仅从外形上可以吸引幼儿的注意力，同时也能激发幼儿的食欲。

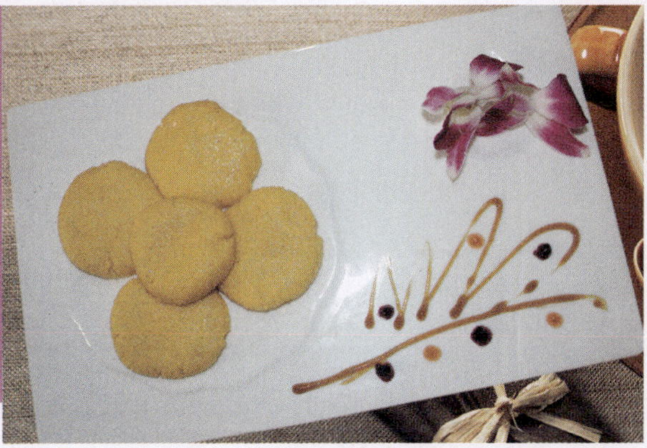

奶香玉米饼
NAIXIANGYUMIBING

一、菜品介绍

此款点心在玉米中加入奶油、蛋黄，增加了点心香甜的味道，使其松软有奶香味，可以做早餐让幼儿食用。

二、原料食材

- 主料：面粉、玉米粒
- 辅料：奶油、蛋黄、芝麻、瓜子仁
- 调料：白糖

三、制作方法

1. 将面粉、玉米粒、奶油、蛋黄混合，加适量白糖、水拌匀成糊状。
2. 将面糊倒在平底锅或烤箱的烤盘上（如果是用烤箱，盘子要铺层锡纸或涂层牛油），再撒入适量芝麻、瓜子仁，待烤或煎至金黄熟透即可。

四、专家营养介绍

鸡蛋是营养丰富的食品，含有蛋白质、脂肪、维生素、卵黄素、卵磷脂和铁、钙、钾等人体必需的矿物质；玉米含有钙、维生素 E、谷胱甘肽、镁、硒和脂肪酸 6 种营养元素，玉米中所含的胡萝卜素，被人体吸收后能转化为维生素 A，营养价值很高。此款小点粗粮细做，适合幼儿的口味，而且多吃些粗粮对幼儿也很有好处。

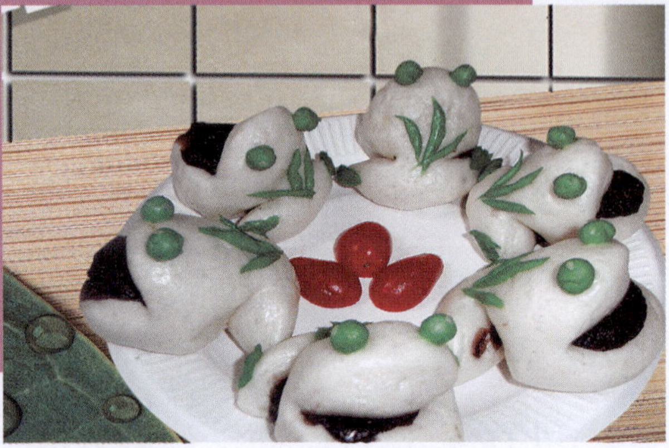

青蛙戏水
QINGWAXISHUI

一、菜品介绍

夏天来了，青蛙在荷叶上呱呱呱地大声唱歌。此款枣泥馅的点心借用这一情境，造型可爱、馅浓味美、甜润细腻，特别受幼儿的喜爱。

二、原料食材

- 主料：面粉、枣泥馅
- 辅料：绿菜汁、酵母粉

三、制作方法

1. 将面粉加入酵母粉醒发，用发好的面团揪成剂子，擀成面皮，包上枣泥馅。
2. 将包好枣泥馅的面团做成青蛙的身体，把“嘴巴”处划开，再用绿菜汁和的面给“青蛙”做眼睛和背纹。
3. 将做好的“青蛙”放在蒸屉上，上锅蒸熟即可。

四、专家营养介绍

枣泥是通过将红枣搅拌成糊，加水、冰糖、花生油等制成的甜味酱，常用于食品制作中。枣泥营养丰富，富含蛋白质、脂肪、糖类、胡萝卜素、维生素B族、维生素C、维生素P以及磷、钙、铁等成分，对止血、补血、滋阴具有很好的功效。

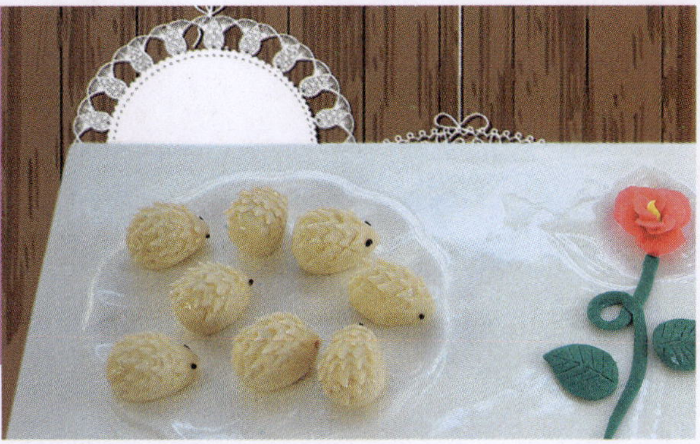

紫薯刺猬包
ZISHUCIWEIBAO

一、菜品介绍

小动物造型的点心都是幼儿容易接受的。此款紫薯刺猬包把香甜的紫薯包裹在里面，具有润肠通便、利尿的作用，十分适合幼儿在夏季食用。

二、原料食材

- 主料：紫薯、面粉
- 辅料：酵母粉

三、制作方法

1. 将面粉加入适量酵母粉发好，紫薯洗净、去皮。
2. 将紫薯蒸熟，做成薯泥，搓成小球。
3. 将发好的面揪成剂子，擀成面皮，再将紫薯泥放入面皮，捏成小刺猬形状。
4. 将“小刺猬”放入锅中蒸熟即可。

四、专家营养介绍

紫薯有其他薯类不具备的独特功效，紫薯所含的花青素被誉为继水、蛋白质、脂肪、碳水化合物、维生素、矿物质之后的第7大人体必需营养素。

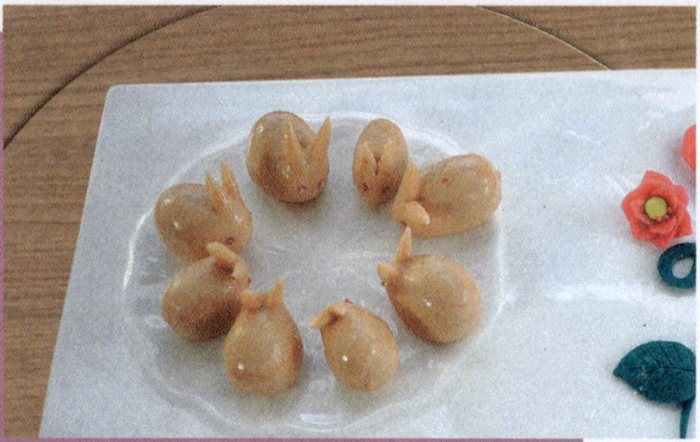

绿豆小兔包

LÜDOUXIAOTUBAO

一、菜品介绍

夏季容易燥热上火，绿豆属低脂食品，营养成分很高，因此用绿豆和面包成小兔形状的小点，不仅深受幼儿喜爱，而且有营养，适合在夏季食用。

二、原料食材

■主料：绿豆、面粉

■辅料：酵母粉

三、制作方法

1. 将面粉加入适量酵母粉发好。
2. 将绿豆洗净、煮熟、控干水分。
3. 将煮熟的绿豆和成泥状放入面中搅拌均匀，捏成小兔形状。
4. 将“小兔”放入锅中蒸熟即可。

四、专家营养介绍

绿豆具有清热解暑、止渴利尿、消肿止痒、收敛生肌、明目退翳的功效，用绿豆做成的面点非常适合幼儿在夏天食用。

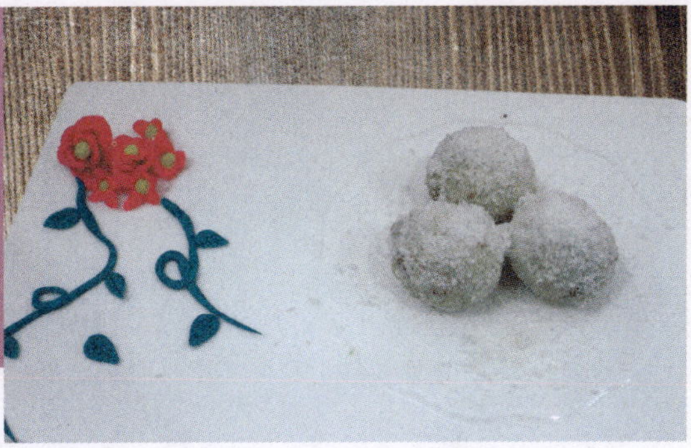

芝士椰丝球
ZHISHIYESIQIU

一、菜品介绍

此款小面点融合了芝士的奶香和椰丝的甜香，还含有丰富的蛋白质和微量元素，是夏季幼儿餐桌上一款不错的甜点。

二、原料食材

- 主料：面粉、椰丝粉
- 辅料：鸡蛋、芝士、黄油、酵母粉
- 调料：白糖

三、制作方法

1. 黄油提前融化后与打散的鸡蛋一起放入芝士中，加少许白糖，搅匀，做成芝士馅备用。
2. 将面粉加入适量酵母粉发好，揪成剂子，擀成面皮。
3. 将芝士馅放入面皮中，揉成球状，放入烤箱烘烤，出炉后裹上椰丝粉即可。

四、专家营养介绍

芝士是牛奶经浓缩发酵而成的奶制品，它基本上排除了牛奶中大量的水分，保留了其中营养价值极高的精华部分，被誉为“乳品中的黄金”，含有蛋白质、钙、脂肪、磷和多种维生素等营养成分；椰丝粉含有丰富的维生素、矿物质和微量元素，是很好的氨基酸来源。

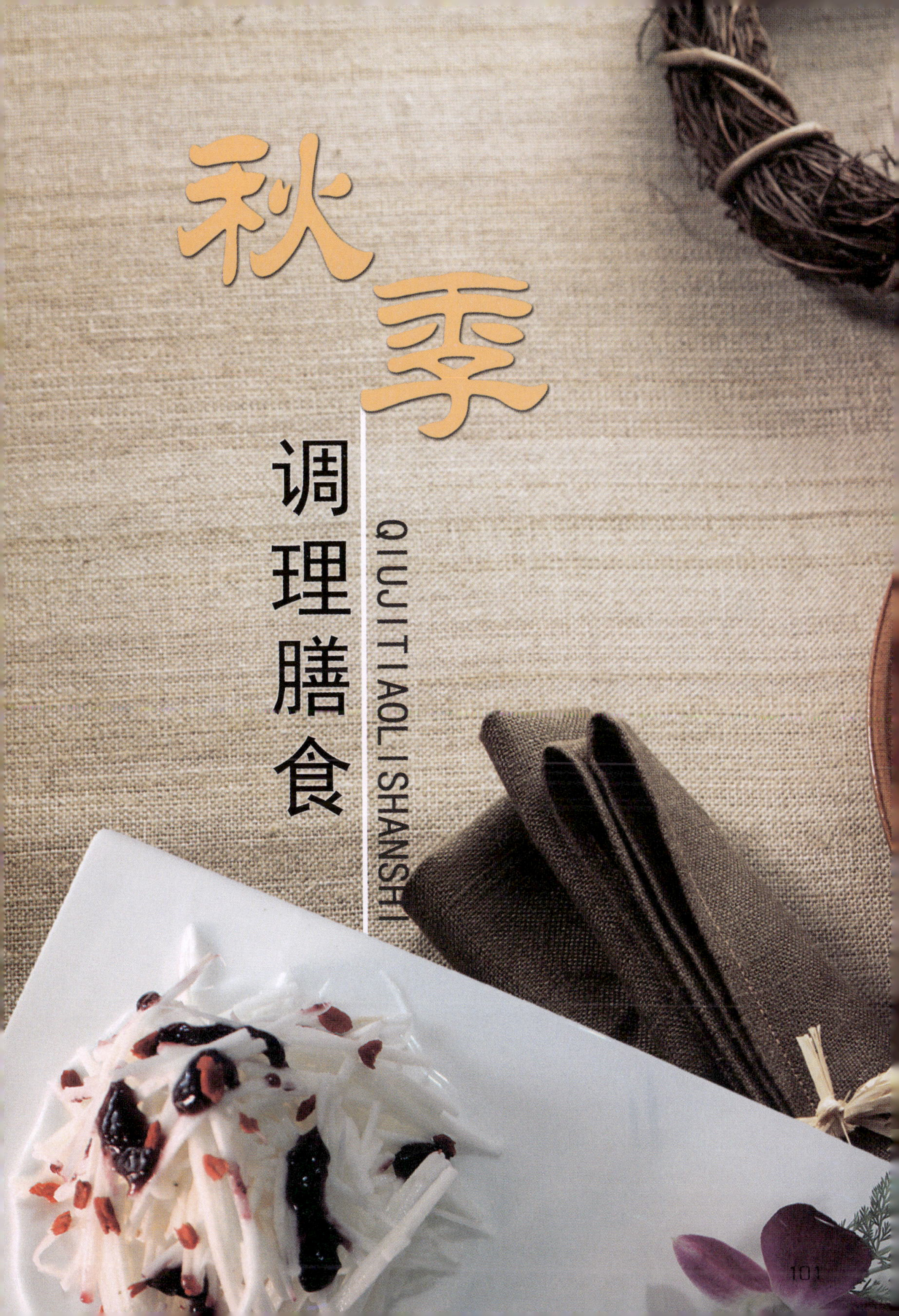

秋季调理膳食

QIUJI TIAOLI SHANSHI

【季节时令特征】

“干燥”是秋季的显著特点。立秋后，气温开始降低，空气湿度也相对降低，气候偏干燥。“白露秋分夜，一夜冷一夜”这种变化使得秋季昼夜温差加大，冷暖变化极不规律。

【幼儿生长特征】

初秋时节，幼儿身体消耗大，体内营养物质相对较缺乏的情况还未完全缓解，或仍有体重减轻、倦怠乏力、食欲降低、便秘等体虚症状，因此秋季调养一下身体是很有必要的。根据中医“虚则补之”的原则，初秋进补对恢复幼儿体力、提高幼儿身体抗病能力、迎接寒冬的到来都有着积极的作用。

【幼儿饮食特征】

秋季幼儿饮食应以“秋冬养阴”为主要原则，可适量多吃一些滋阴润燥的食物，以防止秋燥伤阴。秋天为了预防幼儿肺气太盛而伤肝，应让幼儿少吃辛辣、刺激性食物，可适当多食用一些粗粮、杂豆，同时可多吃一些秋季的时令蔬菜、水果和滋补润燥的肉类等。

【食材营养价值】

秋季的时令蔬菜，如绿叶蔬菜、胡萝卜、芋头、南瓜、黄瓜等，都具有清火润肺的作用，特别是胡萝卜，其对幼儿秋季腹泻有辅助治疗作用，同时还可提供丰富的维生素 A，对幼儿生长发育很有好处。

另外，还可以在菜里添加些辅料，如：银耳有补胃、润肺生津、提神、益气和健脑等功效；芝麻有养阴润燥、补肾益脑和止咳平喘等功效；藕是止血、生津的良药，富含淀粉、钙、磷、铁及多种维生素，尤其是维生素 C 较多。

水果多含有丰富的维生素，可改善热性体质幼儿的便秘问题。一些酸味的水果对增强幼儿肝脏功能很有益处，如：苹果有生津、润肺、除烦、开胃、止泻、通便的功效；葡萄有生津止渴、开胃消食的功效；山楂有消积化食、活血化痰的功效；芒果有益胃、解渴、利尿的功效；杨桃有生津止渴的功效（但多食伤胃）；梨有润肺、消痰、止咳、降火、清心的功效。

汤篇

秋季调理膳食

QIUJITIAOLISHANSHI

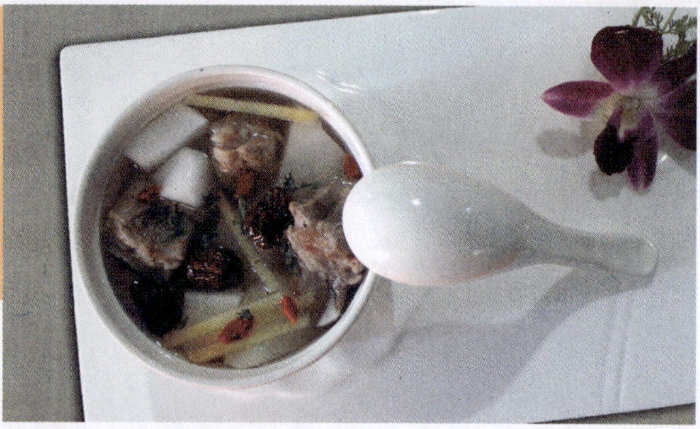

老鸭时蔬汤

LAOYASHISHUTANG

一、菜品介绍

此款汤品加入了红枣、枸杞，汤鲜味美，食疗作用非常全面。此外，萝卜酸香爽口，具有独特的风味，而鸭肉能润燥、健脾胃，很适合幼儿在秋季食用。

二、原料食材

- 主料：鸭肉、酸萝卜
- 辅料：枸杞、红枣、姜、葱
- 调料：油、盐

三、制作方法

1. 将鸭肉切小块、洗净，红枣、枸杞洗净，酸萝卜切小块，姜洗净、切片，葱洗净、切花。
2. 将鸭块倒入锅中煮，水开后把鸭块捞出用冷水冲洗，将里面的血全部漂掉。
3. 锅中放油大火烧热后，将鸭块倒入锅中爆炒 5 分钟，放入姜片、葱花，然后倒入适量的水，待煮开后把火调成小火炖 30 分钟。
4. 锅中倒入酸萝卜块，再中火炖煮 30 分钟后把红枣、枸杞放入，再小火煮 20 分钟后起锅即可。

四、专家营养介绍

秋天正是鸭子最为肥嫩的时节，鸭肉富含人体必需的 8 种氨基酸以及多种不饱和脂肪酸和营养素，其性寒凉，具有滋阴养胃、利水消肿的功效，适于滋阴养津，以防秋燥，而此道汤中又加入了姜片，既可去除鸭肉腥味，还可以中和鸭肉寒凉的特性，适合幼儿在秋季食用。

山药龙骨汤

SHANYAOLONGGUTANG

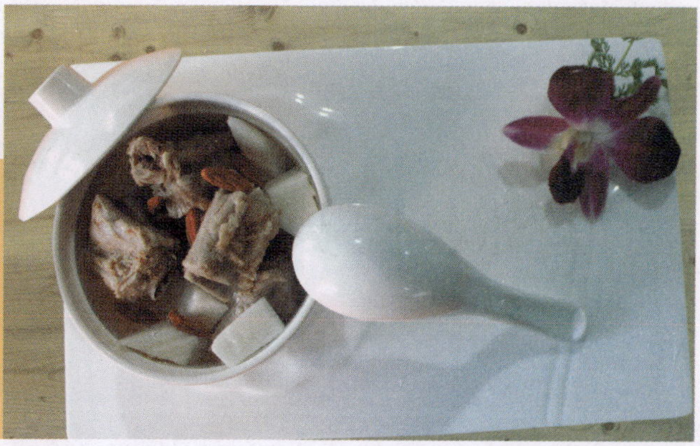

一、菜品介绍

秋季气温日渐寒凉，是幼儿补钙的最佳阶段，也是帮助幼儿骨骼生长的最佳时节。此款汤品口味咸鲜、营养价值丰富，可增强幼儿免疫力和补充钙质。在熬汤时，适当添加一些醋，更有利于排骨中钙的流出。

二、原料食材

- 主料：山药、排骨
- 辅料：枸杞、姜、葱
- 调料：料酒、盐、醋

三、制作方法

1. 将排骨剁成小块、洗净，山药去皮、洗净、切块，姜洗净、切片，葱洗净、切段。
2. 锅中放水烧开后，把排骨焯水后捞出，用流动的水冲洗干净。
3. 锅内放入排骨，加足量冷水，放入少许姜片、1 个葱段和少许料酒，开大火煮开后撇去浮沫，转小火煮 30 分钟，同时加入适量醋，再将山药块放入锅中（速度要快，否则山药很容易氧化发黑），小火继续煲 30 分钟左右。
4. 最后放入几颗枸杞再煲 5 分钟，加适量盐调味即可。

四、专家营养介绍

山药药食同用，中医认为山药有补脾益肾、补气养胃的功效，常食山药可以健脾胃，增强幼儿的消化功能；猪排骨含有大量磷酸钙、骨胶原、骨粘连蛋白等，是饮食补钙的首选食材，猪排骨还含有丰富的优质蛋白质及维生素等，口感美味，很适合幼儿食用。

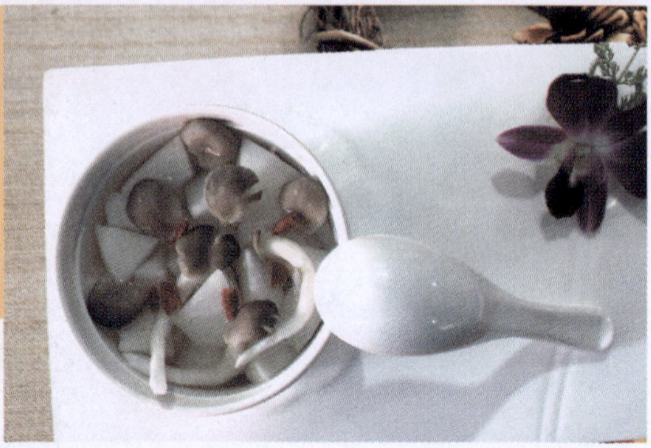

蟹味菇白萝卜汤
XIEWEIGUBAILUOBOTANG

一、菜品介绍

秋天天气干燥，菌汤味道鲜美，营养价值极高。蟹味菇质地脆嫩、味道香醇、鲜美可口，搭配脆爽的白萝卜，使营养更加全面丰富，是适合幼儿在秋季食用的一道美味汤品。

二、原料食材

- 主料：蟹味菇、白萝卜
- 调料：盐

三、制作方法

1. 蟹味菇洗净，白萝卜洗净、切块。
2. 锅内加冷水，放入蟹味菇，大火煮开转小火慢煲，约 15 分钟后放入白萝卜，加适量盐调味，开锅即可。

四、专家营养介绍

蟹味菇的维生素 C 含量很高，有排毒的功效，还能减慢胃肠对碳水化合物的吸收，尤其在换季的时候，多吃蟹味菇等抗氧化效果好的食物，可以增强幼儿的免疫力；白萝卜性味甘、辛、平、微寒，具有清热生津、凉血止血、消食化滞、开胃健脾、顺气化痰等功效，能增强机体的免疫功能，提高抗病能力，有较高的食疗价值，俗话说“秋后萝卜赛人参”，秋天多吃些萝卜对幼儿的身体大有益处。

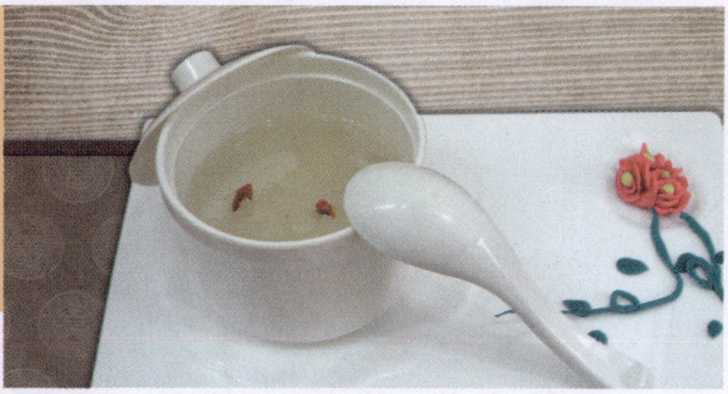

枸杞银耳蛋花汤
GOUQIYINERDANHUATANG

一、菜品介绍

秋天天气比较干燥，无论是身体还是皮肤都需要滋润，此款汤品加入了银耳、蛋花和枸杞，营养更加丰富，非常适宜幼儿在秋天食用。

二、原料食材

- 主料：银耳、枸杞
- 辅料：鸡蛋
- 调料：盐

三、制作方法

1. 银耳用冷水泡发 2 个小时、撕成小朵，枸杞洗净，鸡蛋打成蛋液。
2. 将银耳放入锅中，加入清水，中小火煮半个小时。
3. 临出锅前，放入枸杞，撒入蛋花，放入适量盐即可。

四、专家营养介绍

此汤具有养阴润肺、提升免疫功能的作用，适合幼儿在秋季经常食用。银耳营养成分相当的丰富，含有多种有益的蛋白质和矿物质，其中的膳食纤维还可协助幼儿胃肠的蠕动。

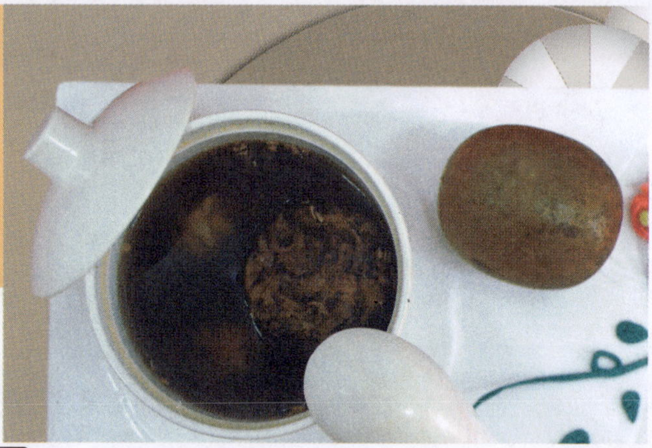

罗汉果瘦肉汤

LUOHANGUOSHOUROUTANG

一、菜品介绍

罗汉果被誉为“神仙果”，是润肺解燥的佳品，将罗汉果做汤味道清爽、甘甜，再放入瘦肉和陈皮，使汤具有更丰富的营养，是适合秋季食用的一道美味滋补汤品。

二、原料食材

- 主料：罗汉果、瘦肉
- 辅料：陈皮
- 调料：盐

三、制作方法

1. 将瘦肉洗净、焯水，罗汉果、陈皮用清水浸透后洗净。
2. 将罗汉果、瘦肉、陈皮放入锅中，加适量水小火炖 2 个小时后，加入适量盐调味即可。

四、专家营养介绍

本款汤品中的罗汉果具有清热凉血、生津止咳、滑肠排毒、润肺化痰的功效；陈皮具有理气健脾、燥湿化痰的功效。

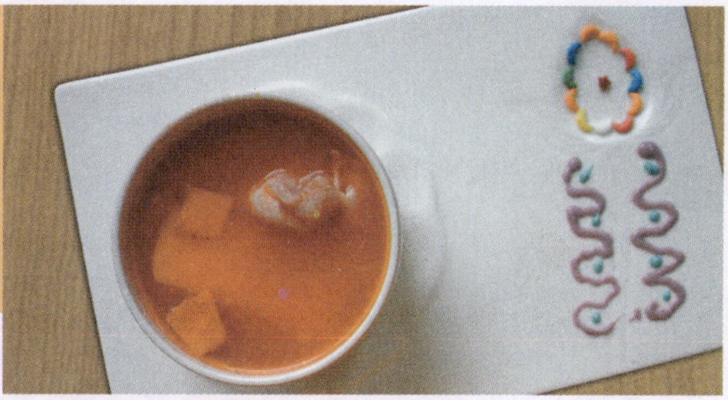

浓香黄金胡萝卜健骨汤

NONGXIANGHUANGJINHULUOBOJIANGUTANG

一、菜品介绍

本款汤品是润燥补钙的秋季养生汤。胡萝卜泥营养丰富，味道鲜香浓郁，可增进幼儿的食欲，同时汤内加入的排骨，富含钙质、味道鲜美，适合幼儿在秋季食用。

二、原料食材

- 主料：排骨、胡萝卜
- 调料：盐

三、制作方法

1. 排骨洗净、焯水，胡萝卜洗净后用榨汁机榨成胡萝卜泥。
2. 将排骨放入锅中，加入清水中火炖 1 个小时。
3. 锅中放入胡萝卜泥搅拌均匀，小火炖 20 分钟后加入适量盐即可。

四、专家营养介绍

胡萝卜含有丰富的维生素，还有一定的糖、蛋白质等营养素，可以促进血红蛋白的生成，起到补血的作用；排骨可以益精髓、强骨。此款汤有润燥滋阴、强筋健骨的功效，对幼儿行动迟缓、骨骼发育欠佳的问题有很好的食疗效果。

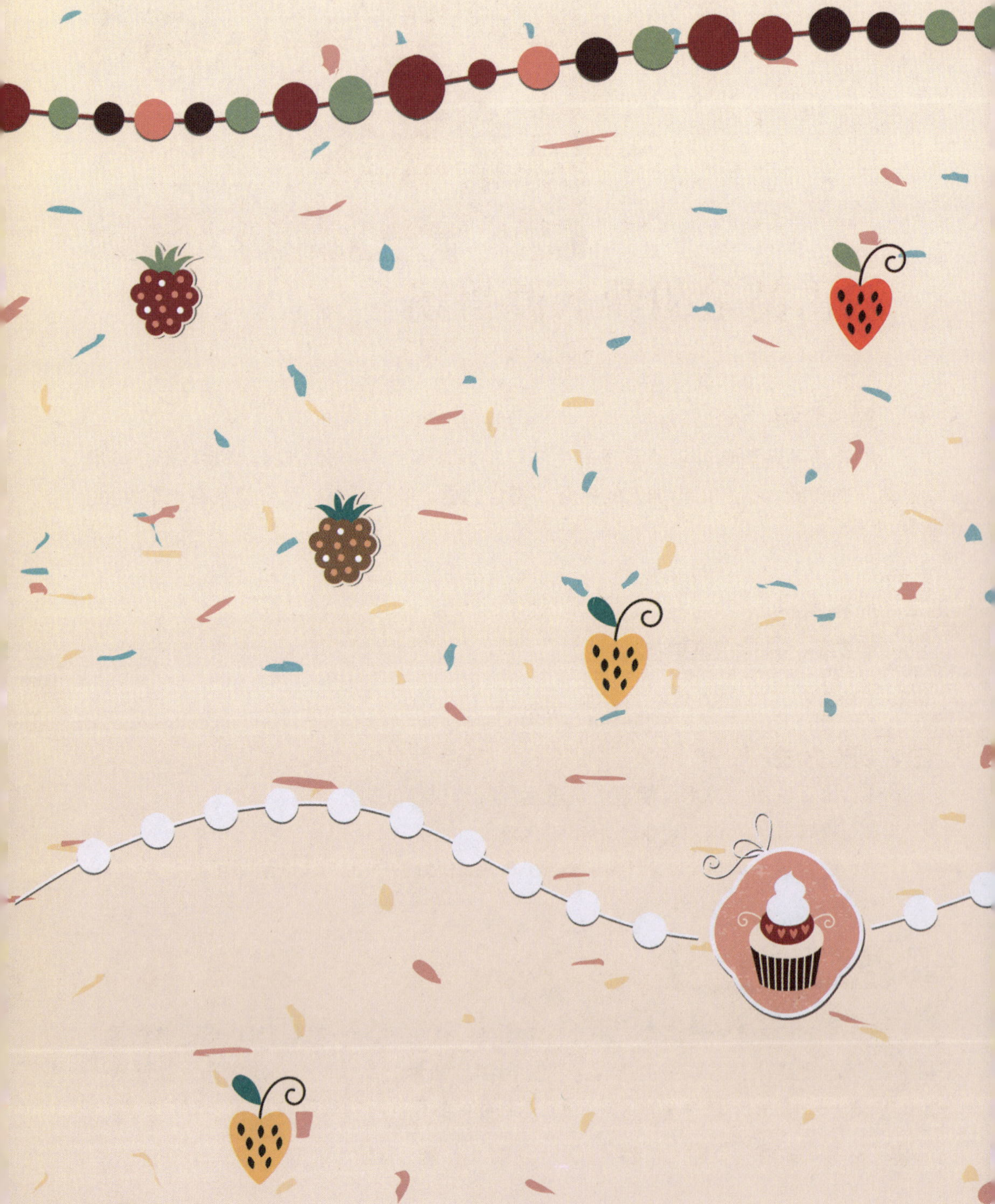

粥篇

秋季调理膳食

QIUJITIAOLISHANSHI

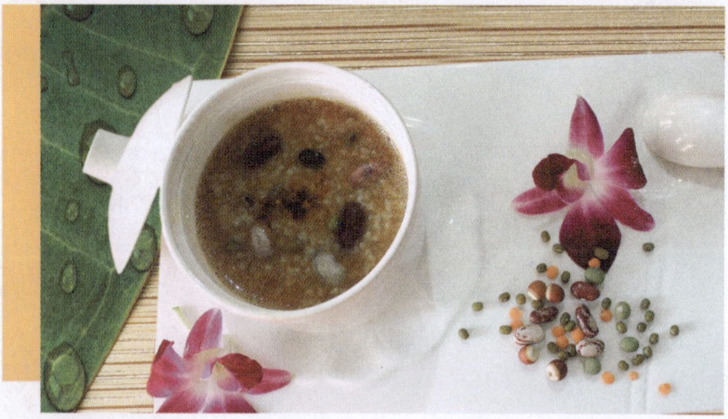

香甜蜜豆红糖粥

XIANGTIANMIDOUHONGTANGZHOU

一、菜品介绍

秋季幼儿会有脾胃功能减弱的情况发生，而此款粥品由丰富的粗粮杂豆熬制而成，同时加入具有补血、暖肝、驱寒的红糖，香甜可口、营养丰富，深受幼儿的喜爱。

二、原料食材

- 主料：大米、小米
- 辅料：红豆、绿豆、花芸豆
- 调料：红糖

三、制作方法

1. 提前将红豆、绿豆、花芸豆洗净，并用净水浸泡至少4小时，大米、小米洗净。
2. 将红豆、绿豆、花芸豆、大米、小米放入锅中加水，煮开后转小火慢熬30分钟。
3. 锅中放入适量红糖搅拌，小火慢煮5分钟即可。

四、专家营养介绍

红豆性平、味甘酸，具有滋补强身、健脾养胃、利水除湿、和气排脓的功效；芸豆味甘、性平，具有温中下气、利肠胃、镇静等功效，同时芸豆中还含有皂苷、尿毒酶和多种球蛋白等独特成分，具有提高幼儿免疫能力、增强幼儿抗病能力的功效；红糖能散瘀活血、利肠通便、缓肝明目，吃红糖的好处在于“温而补之，温而通之，温而散之”，因为红糖中含有一种“糖蜜”成分，具有强力解毒的功效。

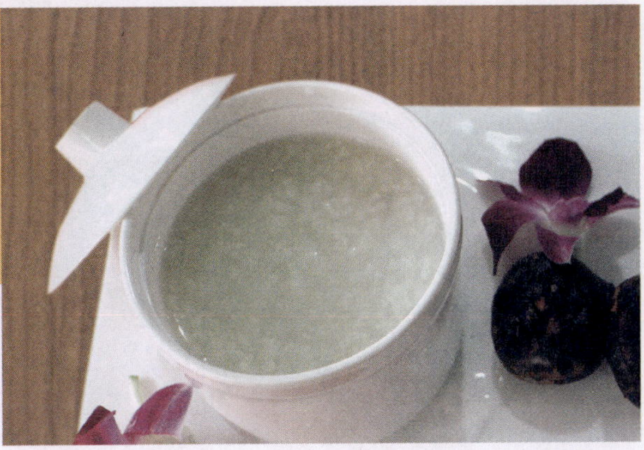

甘甜马蹄粥
GANTIANMATIZHOU

一、菜品介绍

深秋后气候转冷，空气中缺乏水分滋润，幼儿易出现各种呼吸道疾病，引起感冒、咳嗽和过敏。此款粥品将马蹄的甜味融入其中，甘甜味美、清热润肺，是幼儿喜欢的一款美食。

二、原料食材

- 主料：大米
- 辅料：马蹄
- 调料：冰糖

三、制作方法

1. 马蹄洗净、去皮、剁成碎末，大米淘净。
2. 将大米、马蹄末倒入锅中，加入水小火煮 20 分钟后，加入适量冰糖即可。

四、专家营养介绍

马蹄味甘、微寒，有温中益气、清热开胃、消食化痰的功效，适用于幼儿痰热咳嗽、咽喉疼痛、小便不利、便血等症状。粥养脾胃，此粥因加了马蹄而增加了生津润肺的功效，适合幼儿在秋季食用。

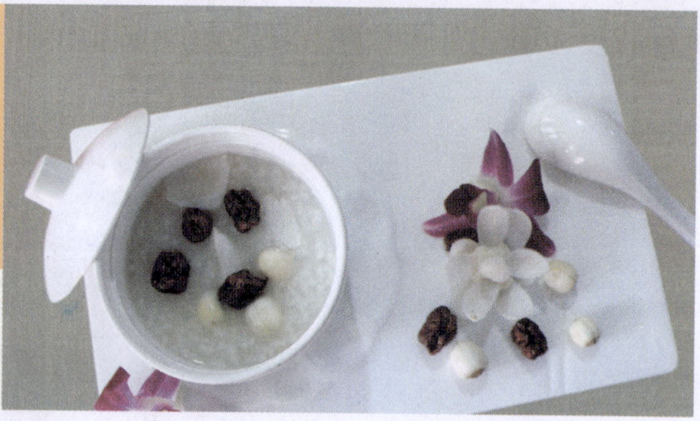

蜜枣莲子米粥

MIZAOLIANZIMIZHOU

一、菜品介绍

白露时节气温迅速下降，绵雨开始、日照骤减，要避免幼儿鼻腔疾病、哮喘病和支气管病的发生。此款粥加入了丰富的秋季养生食材，能够全方位地调理幼儿的身体，再加入适量的冰糖，使其口感香甜，适合幼儿食用。

二、原料食材

- 主料：大米
- 辅料：百合、大枣、莲子
- 调料：冰糖

三、制作方法

1. 莲子洗净、提前用清水浸泡 4 个小时，百合、大枣洗净，大米淘净。
2. 将所有主料、辅料同时放入锅内加水煮沸后，改用小火煮至粥黏稠时加入适量冰糖，稍炖即可。

四、专家营养介绍

百合、大枣、莲子三味都是药食同源的食材，百合入肺，润肺生津；大枣入脾，健脾补血；莲子入肾，补肾安神。三种一起食用可以肺脾肾同补，起到调理健身、提高抗病能力的作用。

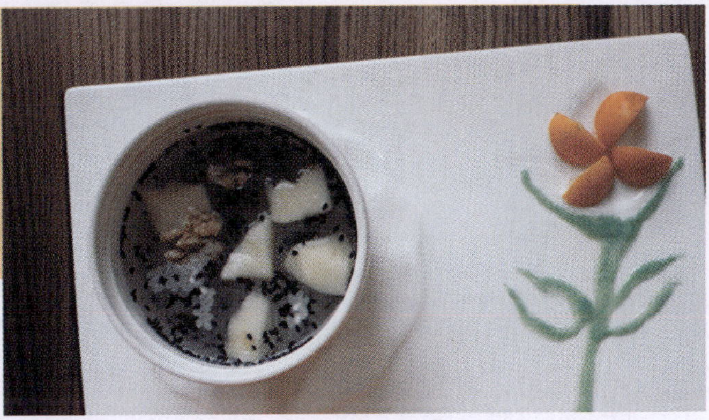

果仁山药黑芝麻粥
GUORENSHANYAOHEIZHIMAZHOU

一、菜品介绍

此款粥加入了山药、黑芝麻、核桃，这三种食材都是秋季最佳食物，搭配在一起做成粥，香浓营养、味道可口，适宜在立秋过后给幼儿食用。

二、原料食材

- 主料：大米
- 辅料：核桃、山药、黑芝麻
- 调料：冰糖

三、制作方法

1. 山药洗净、切小片，大米淘净。
2. 将大米放入锅中，加入足量水，小火煮30分钟。
3. 将山药片、黑芝麻、核桃放入锅中轻轻搅拌，继续煮至米粒开花、山药软烂，出锅前加入适量冰糖，待冰糖融化后即可食用。

四、专家营养介绍

黑芝麻性平味甘，含有丰富的铁元素，可以补血、润肠；山药性平味甘，药食同源，含有丰富的营养保健物质，具有补脾养胃、生津益肺的功效；核桃性平味甘，有润燥滑肠、补脑的作用。此粥益脾补肾、润肠润燥，经常食用可滋补身体。

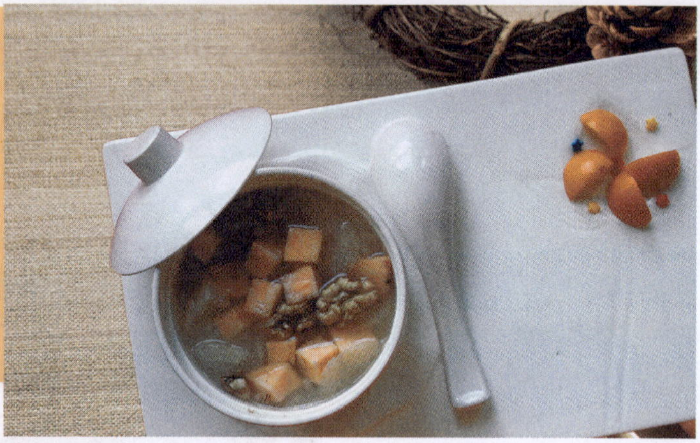

核桃红薯燕麦粥

HETAOHONGSHUYANMAIZHOU

一、菜品介绍

在干燥的秋冬季节，红薯对幼儿身体的好处非常多。此款粥品将香甜的红薯搭配燕麦和核桃，营养丰富，香甜可口。

二、原料食材

■主料：小米

■辅料：核桃、红薯、燕麦

三、制作方法

1. 红薯去皮、洗净、切丁，燕麦、小米淘净。
2. 将燕麦、小米倒入锅中，加适量水，大火煮开后转小火慢煮 10 分钟。
3. 倒入红薯丁、核桃，继续熬至粥黏稠即可。

四、专家营养介绍

红薯最大的功效是调节幼儿的肠胃，它含有丰富的纤维和大量的有益菌群，可起到通便排毒的作用；燕麦含有丰富的膳食纤维及多种矿物质，具有益肝和胃、促进消化、抗细菌的功效。红薯和燕麦搭配在一起营养更加全面、丰富，能增强人体免疫力，适宜幼儿在秋季食用。

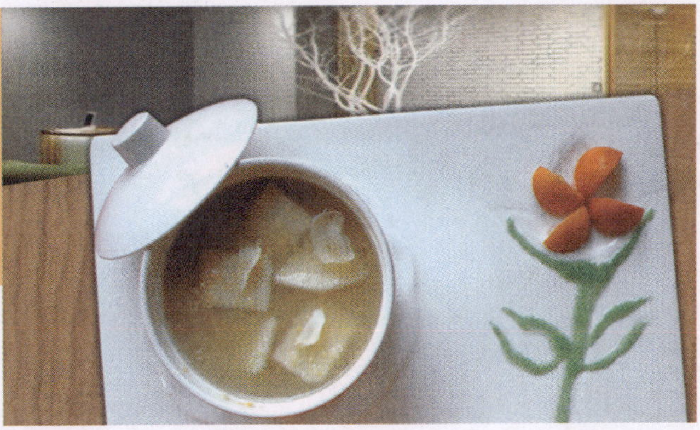

雪梨百合小米粥

XUELIBAIHEXIAOMIZHOU

一、菜品介绍

秋季是食用百合、雪梨的最佳时节，此款粥品将百合与雪梨搭配在一起，清心安神、软糯香甜，可在秋季让幼儿经常食用。

二、原料食材

■主料：小米

■辅料：百合、雪梨

三、制作方法

1. 小米淘净，百合洗净，雪梨洗净、切小丁。
2. 锅中放入小米、雪梨丁、百合，加水小火煮半小时即可。

四、专家营养介绍

百合有补肺、润燥、清心安神和润燥止咳的功效；小米味甘咸，有清热解渴、健胃除湿、和胃安神等功效；雪梨味甘性寒，具有生津润燥、清热化痰的功效。此粥综合多种营养食材，特别适合幼儿在秋天食用。

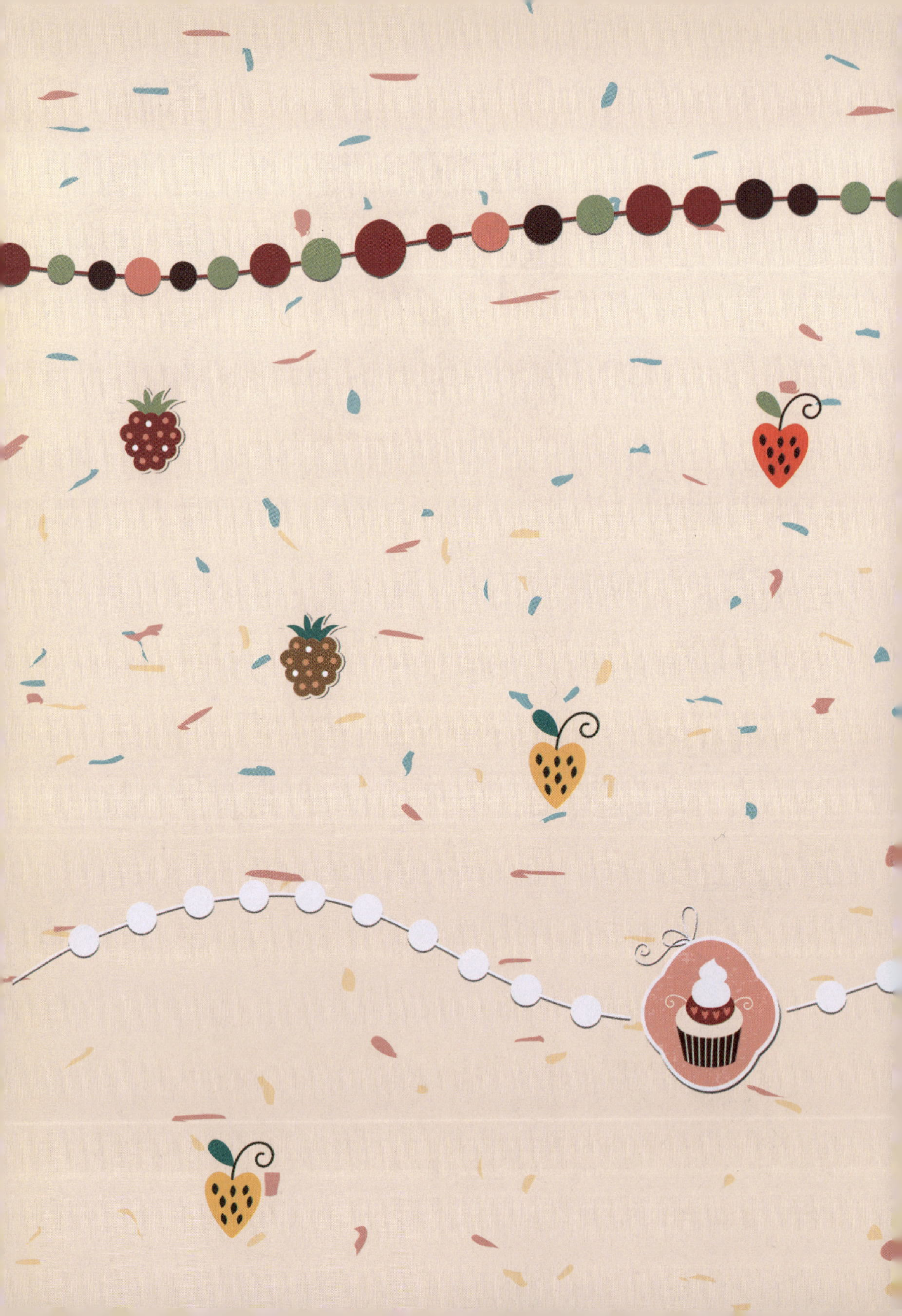

素菜篇

秋季调理膳食

QIUJITIAOLISHANSHI

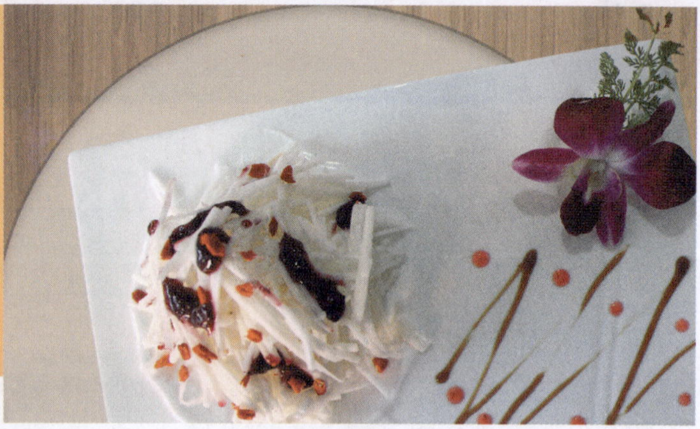

养生山药丝

YANGSHENGSHANYAOSI

一、菜品介绍

此款菜品用蓝莓酱搅拌山药丝，味道微甜、颜色分明，幼儿非常喜爱，更适宜在“天干物燥”的秋季食用。

二、原料食材

- 主料：山药
- 辅料：枸杞
- 调料：蓝莓酱

三、制作方法

1. 将山药去皮、洗净、切丝，枸杞洗净。
2. 锅内放入水，水开后倒入山药丝焯一下捞出，过凉水后再控干水分。
3. 将焯好的山药丝码放在盘中，蓝莓酱撒在山药丝上，再放入几颗枸杞即可。

四、专家营养介绍

山药味甘、性平，具有补脾养胃、生津益肺的功效，其含有维生素 C 以及多种微量元素，且含量较为丰富，具有滋补作用。此道菜品中的山药色泽洁白、清脆爽口，再搭配蓝莓、枸杞，色泽鲜艳、口味微甜，可以增进幼儿的食欲。

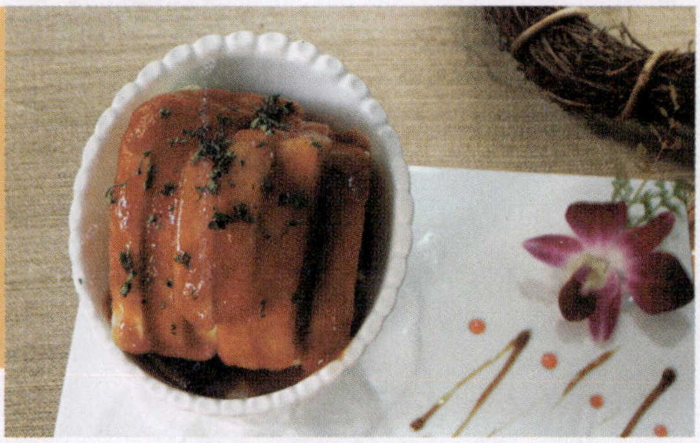

意大利焖茄子

YIDALIMENQIEZI

一、菜品介绍

立秋后，天气迅速变凉、变干燥，幼儿开始出现上火的现象，而立秋后吃茄子，具有降“火气”、除秋燥的养生效果。本道菜品以茄子为主料，搭配西红柿酱、洋葱，可以增添菜肴的口感和色泽，从而增加幼儿的食欲。

二、原料食材

- 主料：茄子
- 辅料：洋葱、蒜
- 调料：番茄酱、油、盐

三、制作方法

1. 洋葱洗净、切末，茄子洗净、切条，蒜剥成瓣。
2. 锅中放油烧热后，放蒜瓣至炒黄后捞出，再放上切好的洋葱末、茄子条、适量番茄酱、盐炒匀，加盖焖熟即可。

四、专家营养介绍

茄子性凉、味甘，有清热止血、消肿止痛、宽肠利气的功效，是为数不多的紫色蔬菜之一，它的紫皮中含有丰富的维生素 E 和维生素 P，还含有蛋白质、脂肪、碳水化合物及钙、磷、铁等多种营养成分；番茄酱富含维生素 C。此款菜品色泽诱人、口感好，能增进幼儿的食欲，促进幼儿的消化吸收。

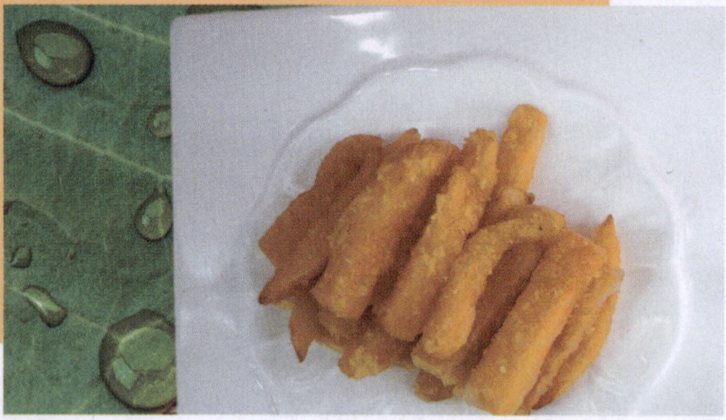

咸蛋黄焗南瓜

XIANDANHUANGJUNANGUA

一、菜品介绍

秋天是南瓜成熟的季节。南瓜味道甜美、营养丰富，搭配咸蛋黄，令口感更加美味，既有南瓜淡淡的香甜味，又有咸蛋黄的甘香口感，吃起来既不会太甜，也不觉得太腻，营养更全面、丰富，因此此道菜品深受幼儿喜爱。

二、原料食材

- 主料：南瓜
- 辅料：咸鸭蛋
- 调料：油、盐

三、制作方法

1. 南瓜洗净、去皮、切小段，咸鸭蛋蛋黄取出。
2. 将南瓜条、咸鸭蛋蛋黄分别放入蒸锅中蒸 15 分钟，蒸熟后取出晾晒，将咸鸭蛋蛋黄压成粉末。
3. 锅中放油烧热后，倒入蛋黄末、适量盐，加入少量水炒匀，再放入南瓜条翻炒，使蛋黄末均匀包裹住南瓜条即可。

四、专家营养介绍

南瓜味甘、性温，具有补中益气、消痰止咳的功效，南瓜中还含有丰富的维生素 A、维生素 E，可增强机体免疫力，对改善秋燥症状大有帮助；此外，咸鸭蛋蛋黄中也含有丰富的钙质，对增强幼儿的骨质也有一定帮助。

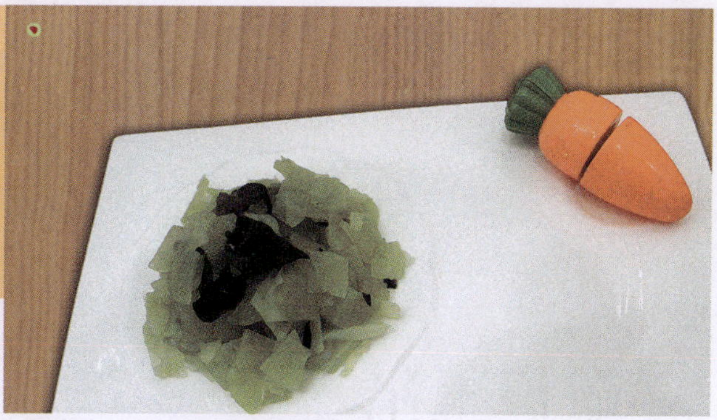

木耳炒莴笋

MUERCHAOWOSUN

一、菜品介绍

绿嫩的莴笋脆嫩爽滑、清新爽口，搭配黑木耳，令营养更加全面、丰富，是一道清爽鲜美的营养菜肴。

二、原料食材

- 主料：莴笋
- 辅料：木耳、葱
- 调料：油、盐

三、制作方法

1. 黑木耳泡发、洗净，莴笋洗净、切片，葱洗净、切花。
2. 锅中放油烧热后，放入葱花炒香，再放入木耳、莴笋片翻炒，加适量盐炒匀即可。

四、专家营养介绍

莴笋中含有大量纤维素，能够促进肠壁蠕动，防止因秋燥引起的便秘，改善幼儿消化系统功能，刺激消化酶的分泌，增进食欲；另外莴笋中还含有铁、钙等矿物质，对幼儿换牙、长牙很有好处。

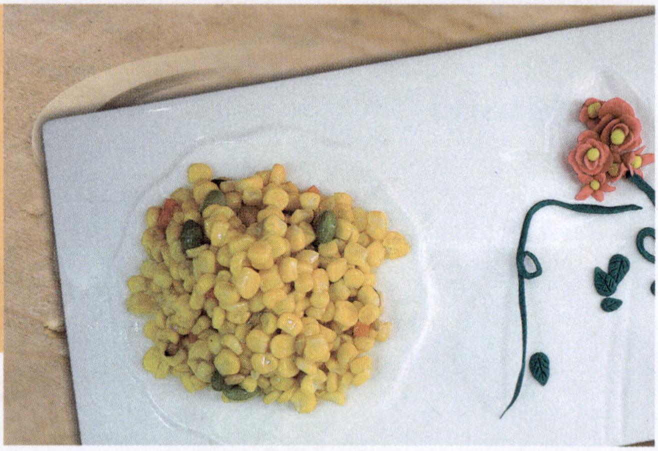

松仁玉米

SONGRENYUMI

一、菜品介绍

秋天是玉米大量收获的季节，秋季吃玉米好处非常多，具有滋润的功效。此款菜品，用脆嫩、清甜的玉米粒搭配上清香的松仁，令营养更加全面、丰富，是幼儿喜爱食用的菜品之一。

二、原料食材

- 主料：玉米粒、松子
- 辅料：胡萝卜、豌豆
- 调料：油、淀粉、盐

三、制作方法

1. 玉米剥粒、松子剥仁洗净，豌豆洗净，胡萝卜洗净、切丁。
2. 将淀粉加入适量盐、水搅拌均匀。
3. 锅中放油烧热后，放入松仁翻炒至变色，稍稍炒一下，再加入玉米粒、豌豆、胡萝卜丁翻炒，最后倒入调好的水淀粉汁勾芡即可。

四、专家营养介绍

松仁中含有丰富的不饱和脂肪酸和大量矿物质（如钙、铁、钾等），可以给幼儿身体提供丰富的营养成分；松仁还富含脂肪油，能润肠通便，对幼儿便秘有一定的食疗作用。

荤菜篇

秋季调理膳食

QIUJITIAOLISHANSHI

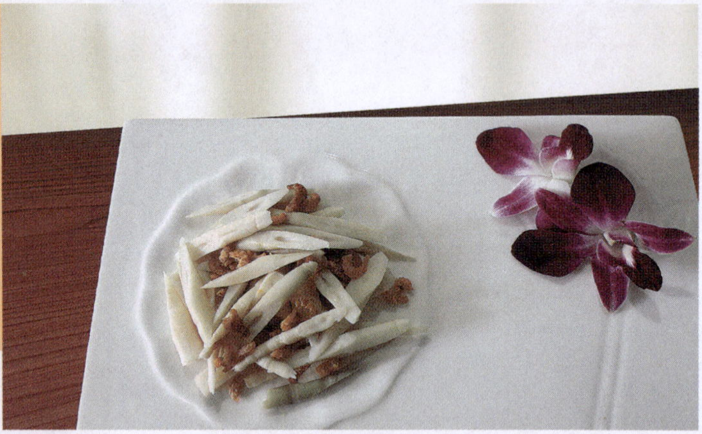

海米炝竹笋

HAIMIQIANGZHUSUN

一、菜品介绍

此道菜品用竹笋搭配海米，可以去除竹笋的异味，且营养更加全面，口感也更加鲜美爽口，是适宜幼儿秋季食用的菜肴之一。

二、原料食材

- 主料：竹笋
- 辅料：海米
- 调料：油、料酒、高汤

三、制作方法

1. 竹笋洗净，用刀背拍松后切片。
2. 将竹笋片放入沸水锅中焯洗去涩味，捞出后过凉水。
3. 锅中放油烧至 4 成热后，放入竹笋稍炸，捞出淋干油。
4. 再将锅中放油烧至 5 成热后，下海米，烹入适量料酒、高汤少许，再将竹笋倒入锅中翻炒均匀即可。

四、专家营养介绍

竹笋味甘、微苦、性寒，含有丰富的蛋白质，而竹笋含有的丰富膳食纤维，有“体内垃圾清除器”之称。当然，在给幼儿食用时要注意，因竹笋中含草酸较多，应先用开水焯过，因为草酸会影响幼儿对钙的吸收。

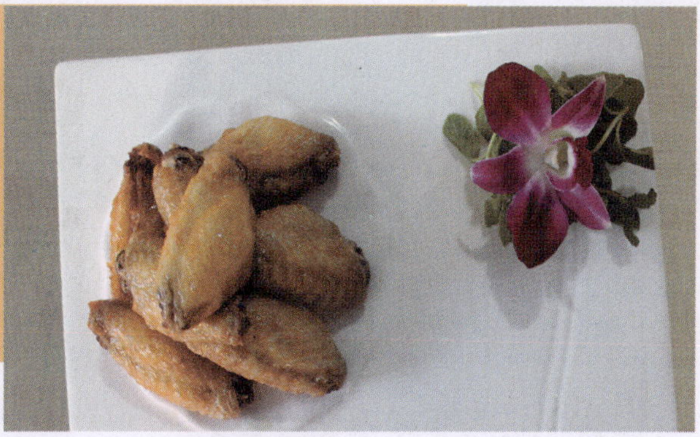

梨汁鸡翅
LIZHIJICHI

一、菜品介绍

此款菜品由鸡翅中、蜂蜜、鸭梨汁制成，三者巧妙结合，味道甘甜、柔软清润，深受幼儿喜爱。

二、原料食材

- 主料：鸡翅中
- 辅料：梨
- 调料：蜂蜜、生抽、盐

三、制作方法

1. 梨去皮、洗净、切块，用榨汁机过滤取汁，放入碗内备用。
2. 依据幼儿口味，在梨汁中加入适量蜂蜜、生抽、盐搅拌均匀，调成汁。
3. 鸡翅中洗净，用刀在上面刻画 2 ~ 3 道，将调好的汁刷在鸡翅上，腌制 30 分钟。
4. 将鸡翅放入锅内，加水中火炖煮 40 分钟即可。

四、专家营养介绍

梨是秋天最好的水果，具有良好的润燥作用，适合幼儿肺热咳嗽、发热、口干舌燥、干咳无痰等燥热症状的食疗；鸡肉性温、味甘，具有补脾、滋补血液等功效，同时是低脂肪、高蛋白的食物，其肉质细嫩、味道鲜美，易于幼儿消化吸收。此道菜品采用新鲜的鸭梨榨汁并对鸡翅进行浸泡的烹调方法，在补充优质蛋白的同时，也顺应季节，起到滋阴润肺、止咳祛痰的功效，达到两全其美的营养调配作用。

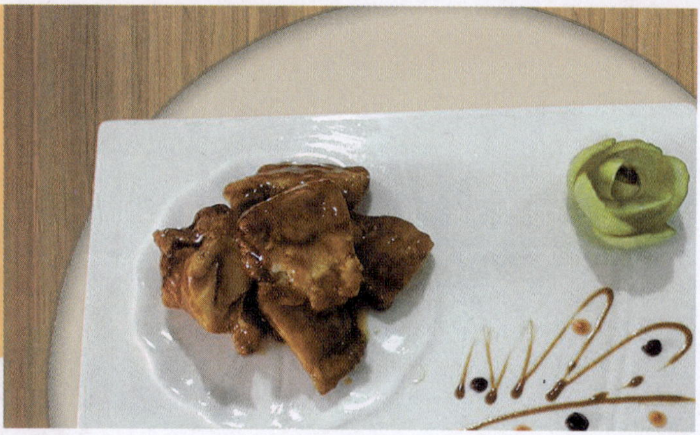

酸甜茄汁鲷鱼

SUANTIANQIEZHIDIAOYU

一、菜品介绍

本道菜品采用番茄汁烹饪鲷鱼的方法，酸酸甜甜能激发幼儿的食欲。鲷鱼肉味道鲜美，具有极高的营养价值且容易被幼儿身体吸收。

二、原料食材

- 主料：鲷鱼
- 调料：油、番茄沙司、糖、盐

三、制作方法

1. 将鲷鱼洗净、切片，鱼片上用刀划几道。
2. 在鱼片上放入适量盐腌制 30 分钟。
3. 锅中放油加热后，将鲷鱼片放入锅中炸一下，捞起备用。
4. 锅中放入适量水，将炸好的鲷鱼片放入锅中，小火炖 40 分钟，收汤时加入适量番茄沙司、糖，小火炖 8 分钟即可。

四、专家营养介绍

鲷鱼具有补胃养脾、运食的功效，适合在食欲缺乏、消化不良期间食用，它富含蛋白质、钙、钾、硒等营养物质，可为幼儿的生长发育提供丰富的蛋白及矿物质。此道菜品中，鲷鱼肉质细嫩、易于消化吸收，老少皆宜，配以番茄沙司则味道酸甜，既营养、又好吃，幼儿更易于接受。

西兰花炒牛肉

XILANHUACHAONIUROU

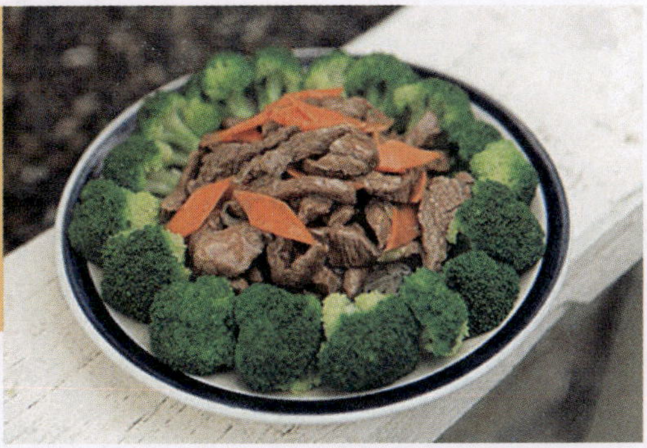

一、菜品介绍

西兰花是公认的健康食品之一，牛肉和西兰花从营养和外观来看都是最好的搭配，其口味诱人、颜色鲜美，幼儿非常喜爱食用。

二、原料食材

- 主料：牛里脊
- 辅料：西兰花、胡萝卜、姜
- 调料：油、盐、酱油、淀粉、料酒

三、制作方法

1. 牛里脊洗净、切条，西兰花洗净、切小块，胡萝卜洗净、切小片，姜洗净、切丝。
2. 牛里脊条放适量盐、酱油、生淀粉、料酒、姜丝，搅拌均匀后再加适量油搅拌。
3. 锅中放油烧热后，爆香姜丝，把牛里脊条放入迅速炒散、翻炒几下，放入少许水，至牛里脊 7 成熟后，盛起备用。
4. 另起锅放油烧热后，把西兰花块和胡萝卜片放进同炒至 6 成熟时，把炒过的牛里脊条倒进锅里一起炒，再放少许水，待牛肉熟后，加适量盐即可。

四、专家营养介绍

西兰花的营养价值在各种蔬菜中首屈一指，维生素 C 含量极高，不但有利于幼儿的生长发育，更重要的是能提高其身体免疫功能，促进肝脏解毒，增强体质，增强抗病能力；牛肉在秋季食用具有暖胃的功效，营养价值高，含有丰富的蛋白质及维生素。此道菜品既有优质的蛋白质——牛肉，又有丰富的维生素——西兰花、胡萝卜，搭配合理、营养丰富，可谓是色、香、味、质俱佳的菜肴，是一道典型的养生菜品。

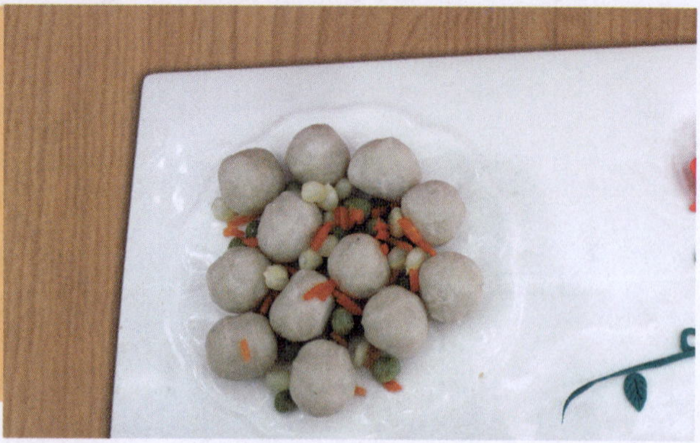

鲜蔬鸭肉丸

XIANSHUYAROUWAN

一、菜品介绍

有些幼儿不接受鸭肉的味道，但本道菜品将鸭肉做成小丸子，去除了鸭肉的味道，并且使肉质更加细嫩，便于幼儿食用，再搭配些蔬菜，使营养更加全面、丰富，幼儿非常喜爱。

二、原料食材

- 主料：鸭胸肉
- 辅料：豌豆粒、香菇、胡萝卜、鸡蛋
- 调料：盐、油、淀粉

三、制作方法

1. 将鸭胸肉洗净、切小块、剁成鸭肉泥，鸡蛋取蛋清，豌豆洗净，香菇、胡萝卜洗净、切小丁。
2. 将鸭肉泥、蛋清、淀粉搅拌在一起，再加入适量水朝一个方向搅拌均匀，和成肉泥备用。
3. 将搅拌好的肉泥做成丸子状，放入蒸锅中蒸 5 分钟至肉丸熟透。
4. 锅中放油烧热后，放入香菇丁翻炒 2 分钟，再放入鸭肉丸、豌豆、胡萝卜丁翻炒，加适量盐即可。

四、专家营养介绍

鸭肉性凉，具有补而不腻、不上火的特征，有滋养肺胃、健脾利水的功效；鸭肉的脂肪最健康，易于身体消化；同时鸭肉可以很好地改善因秋燥引起的体内燥气，非常适合幼儿在秋季食用。

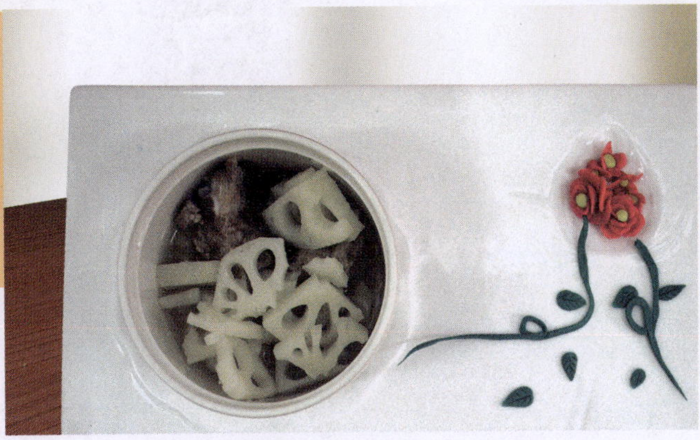

小排煨藕

XIAOPAIWEIOU

一、菜品介绍

此道菜品将排骨与秋藕搭配在一起，味道浓郁、莲藕软糯、清淡不油腻，适宜幼儿在秋季食用。

二、原料食材

- 主料：排骨
- 辅料：藕
- 调料：盐

三、制作方法

1. 将莲藕洗净、切小块，排骨洗净、焯水。
2. 锅中放适量水，将排骨放入锅中中火炖 1 小时后，加入藕块继续中火炖煮 30 分钟。
3. 锅中加入适量盐即可。

四、专家营养介绍

藕有养胃滋阴、健脾益气的功效，同时由于进入秋季，气候变得越来越干燥，幼儿多吃些藕，能很好地缓解秋燥，防止身体不适情况的发生。

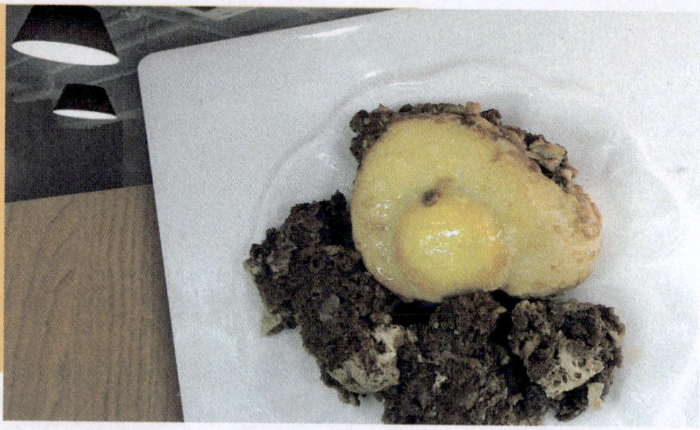

肉末太阳肉

ROUMOTAIYANGROU

一、菜品介绍

肉末太阳肉是一道美味的菜肴，肉质细嫩、富含丰富而高质量的蛋白质，很适宜正处于生长发育高峰期的幼儿食用。

二、原料食材

■ 主料：肉馅、鸡蛋

■ 调料：盐

三、制作方法

1. 将肉馅与适量水搅拌均匀，加入适量盐。
2. 将生鸡蛋直接撒在肉末上，上锅蒸 25 分钟即可。

四、专家营养介绍

鸡蛋富含蛋白质、卵磷脂、卵黄素；猪肉肉质细软，结缔组织少，适于幼儿咀嚼食用。

主食篇

秋季调理膳食

QIUJITIAOLISHANSHI

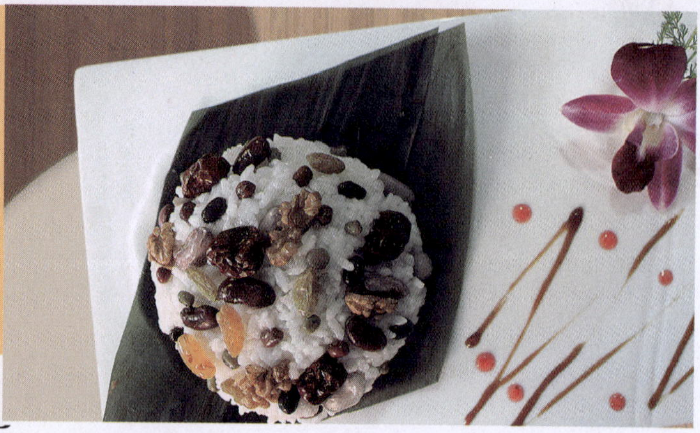

八宝益寿饭

B ABAOYISHOUFAN

一、菜品介绍

此款米饭将各种坚果及粮食合理地营养搭配烹煮成米饭，可以起到多种食疗调理的效果，非常适合幼儿食用。

二、原料食材

- 主料：糯米
- 辅料：大枣、栗子、核桃、松子、山药、莲子
- 调料：蜂蜜、红糖、麻油、桂皮粉

三、制作方法

1. 将糯米洗净、用水泡3小时，栗子、核桃、松子剥壳取仁，山药去皮、洗净、切小块，大枣洗净，莲子去心。
2. 将红糖加适量热水煮化，兑入少许麻油、蜂蜜拌匀，再将桂皮粉、糯米、栗子仁、核桃仁、松子仁、山药块、大枣、莲子加入拌匀盛入大碗中，上笼屉蒸熟即可。

四、专家营养介绍

糯米味甘、性温，有补中益气、健脾暖胃的功效，对幼儿厌食、腹胀、腹泻有一定的缓解作用，同时富含幼儿生长发育所需的维生素B族营养素。板栗味甘、性寒，有养胃健脾、补肾强筋的功效；大枣、栗子、莲子、山药健脾补肾，益气和胃；核桃仁、松子仁属坚果类，富含维生素和不饱和脂肪酸，营养丰富，口感、色泽俱佳。

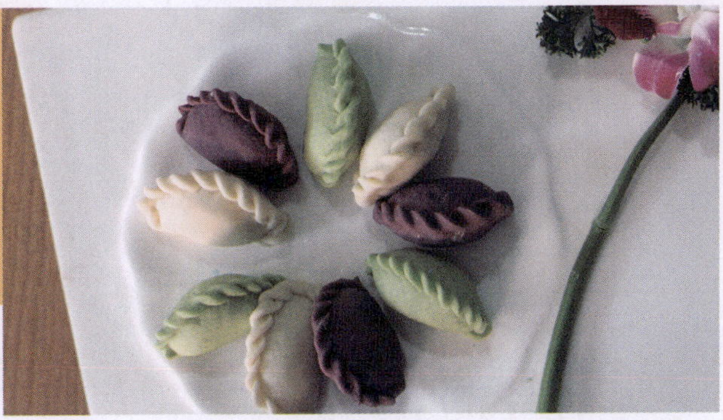

营养三彩水饺
YINGYANGSANCAISHUIJIAO

一、菜品介绍

此款主食用天然的食物色素汁和面，让饺子皮变成多彩的颜色，能够增进幼儿食欲，同时富含多种维生素，是一款适合幼儿的主食。

二、原料食材

- 主料：面粉、虾仁、猪肉馅
- 辅料：鸡蛋、油菜、紫薯、胡萝卜
- 调料：盐、料酒、酱油

三、制作方法

1. 胡萝卜、油菜（一半）洗净、分别榨汁，油菜（另一半）洗净、切碎，紫薯洗净、蒸熟后搅拌成泥，虾仁洗净、剁碎。
2. 面粉里加入少许盐、鸡蛋，再将胡萝卜汁、油菜汁、紫薯泥分别倒入面粉内，和成不同颜色的面团。
3. 将虾泥、猪肉馅、油菜（另一半）及少许盐、料酒、酱油搅拌均匀制成饺子馅。
4. 将不同颜色的面团擀成皮、入馅，包成3种颜色的饺子后，下锅煮熟即可。

四、专家营养介绍

鸡蛋含有丰富的蛋白质、脂肪、维生素和铁、钙、钾等人体所需要的矿物质，还富含DHA和卵磷脂、卵黄素，对神经系统和身体发育有利，能健脑益智、增强记忆力；虾仁营养丰富，蛋白质含量是鱼、蛋、奶的几倍到几十倍，虾仁中还含有丰富的钾、碘、镁、磷等矿物质及维生素A、氨茶碱等成分，且其肉质松软、易消化，对身体虚弱以及病后需要调养的人是极好的食物。此款主食的材料都含有幼儿身体生长及大脑神经发育所必需的营养物质，非常适合幼儿的膳食要求。

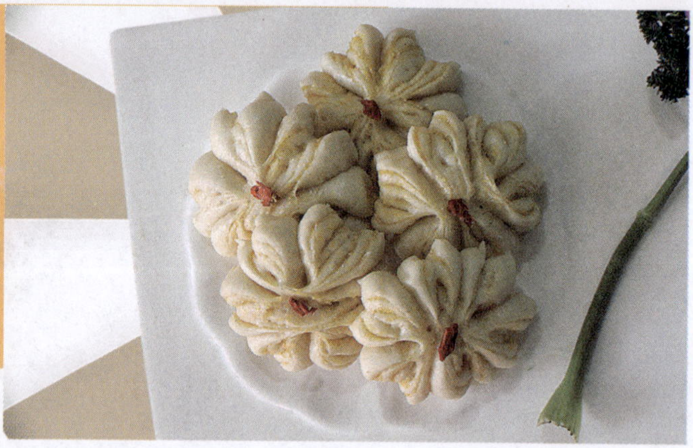

香甜菊花卷

XIANGTIANJUHUAJUAN

一、菜品介绍

秋天是菊花盛开的季节，将小面点制作成美丽的菊花造型，既可以顺应节气时令，又能够增进幼儿的食欲。

二、原料食材

- 主料：面粉
- 辅料：玉米面
- 调料：盐、糖

三、制作方法

1. 把面粉放入盆中加适量水和少许盐、糖，调成糊状面团待用。
2. 把醒好的面团擀成片，倒上玉米面铺平卷起，切成小段后对折，用筷子夹中间，用刀背切开四周成菊花状。
3. 将菊花卷上锅蒸熟即可。

四、专家营养介绍

玉米性平、味甘淡，具有益肺宁心、健脾开胃、健脑的功效。此款主食，面粉和玉米面，细粮与粗粮搭配，增加食物中的粗纤维，营养均衡、健脾开胃、促进胃肠蠕动，有助于消化。

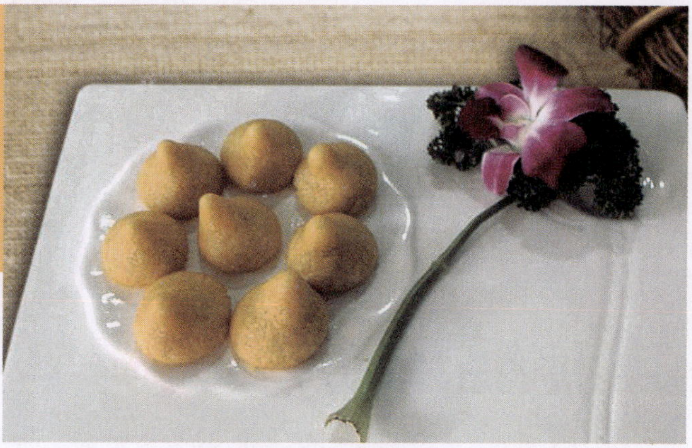

宫廷小窝头
GONGTINGXIAOWOTOU

一、菜品介绍

窝头是一种绿色、美味、营养、健康的美食。此道主食在粗粮里加入了糖桂花，使窝头味道清香甘甜，是一道幼儿喜爱的粗粮食物。

二、原料食材

- 主料：玉米面
- 调料：白糖、糖桂花

三、制作方法

1. 将玉米面放入盆中，加入适量白糖、糖桂花、温水揉匀，醒发 10 分钟。
2. 面团中取一小团，做成小窝头状上锅大火蒸 20 分钟至熟，关火，5 分钟后取出即可。

四、专家营养介绍

玉米性平、味甘，有开胃、健脾、除湿、利尿等功效，玉米面是粗粮细做，富含植物蛋白，碳水化合物与植物蛋白合理搭配，有助于调理幼儿胃肠消化功能，促进其咀嚼功能；桂花性平、味甘，含有芳香物质，能够促进呼吸道痰液的排除，具有化痰、止咳、平喘的作用。

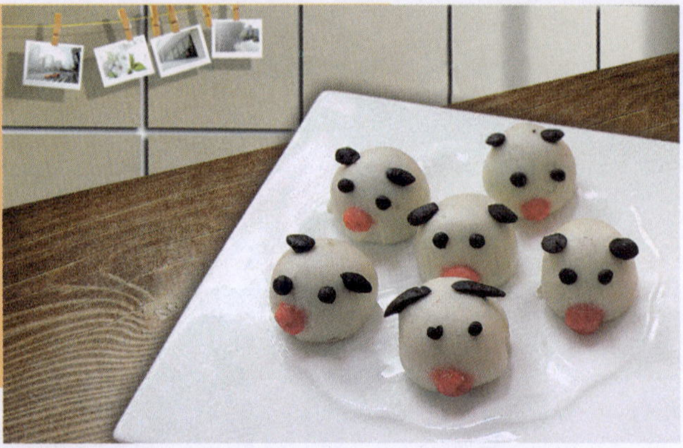

小猪宝宝豆沙包

XIAOZHUBAOBAODOUSHABAO

一、菜品介绍

本款主食将牛奶、豆沙等营养丰富的食材搭配在一起，制作出可爱小猪造型的面点，在增进幼儿食欲的同时，还能让幼儿摄取更多的营养。

二、原料食材

- 主料：面粉
- 辅料：牛奶、豆沙馅、巧克力、酵母

三、制作方法

1. 将酵母、牛奶、面粉混合揉成面团发酵后，分成一个一个小面团。
2. 将豆沙馅包入面皮内搓圆，再取巧克力做成“小猪”的眼睛、耳朵。
3. “小猪们”做好后，上锅蒸 15 分钟即可。

四、专家营养介绍

豆沙性平、味甘，含有丰富的营养物质，红豆具有良好的利尿作用，能解毒、排毒。将豆沙做馅制成小点心，食材营养、健康、无任何添加剂，而“猪宝宝”的造型可爱，易于引起幼儿的食欲。

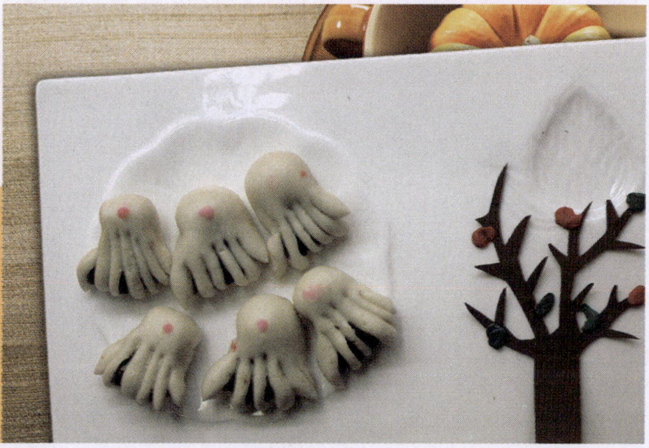

佛手包
FOSHOUBAO

一、菜品介绍

此款佛手包造型似手掌，表皮暄软、洁白，馅心甘甜，很适合幼儿在秋季食用。

二、原料食材

- 主料：面粉
- 辅料：枣泥
- 调料：白糖、酵母

三、制作方法

1. 面粉加白糖、酵母和适量温水揉成面团，醒发 15 分钟后，擀成面皮、包入枣泥。
2. 把面团用手压扁，用刀划成若干条，似手掌形状。
3. 成型后再醒发 10 分钟，然后上锅蒸熟即可。

四、专家营养介绍

枣泥中含有多种维生素，具有较强的补养作用，能提高人体免疫力，增强幼儿的抗病能力。

甜品、小点篇

秋季调理膳食

QIUJITIAOLISHANSHI

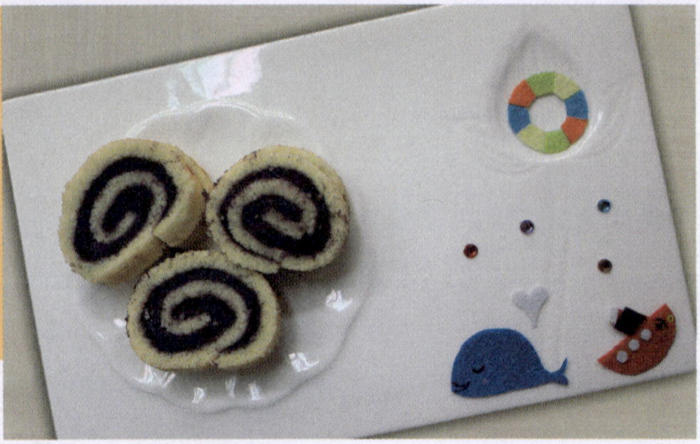

紫薯蛋糕卷

ZISHUDANGAOJUAN

一、菜品介绍

此款小点用纯天然紫色素食材制作而成，既漂亮又不用担心幼儿的健康问题，在营养方面更胜一筹。

二、原料食材

- 主料：面粉、紫薯
- 辅料：鸡蛋、牛奶
- 调料：冰糖

三、制作方法

1. 将紫薯洗净、蒸熟、捣成紫薯泥。
2. 将牛奶倒入紫薯泥中，搅拌成紫薯糊。
3. 用面粉、鸡蛋黄液搅拌成蛋糕糊，平铺在烤盘中，放入烤箱烤 15 分钟。
4. 取出蛋糕，将紫薯糊抹在蛋糕上，把蛋糕卷起来，冷却定型 30 分钟后，切片即可。

四、专家营养介绍

紫薯营养非常丰富，其中富含大量的花青素，是天然强效的自由基清除剂，可以透过血脑屏障清除自由基，从而保护大脑组织。

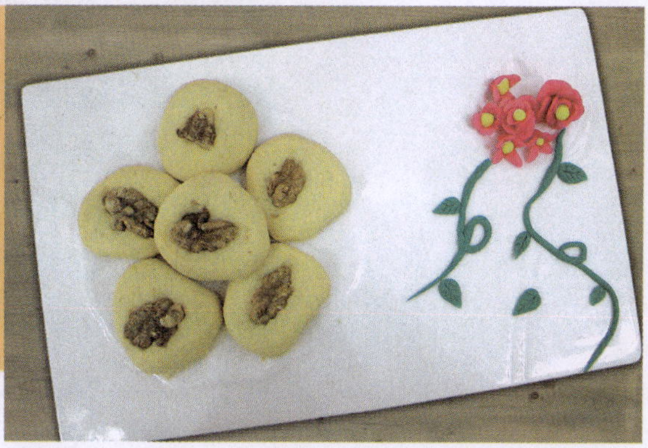

核桃酥

HETAOSU

一、菜品介绍

此道点心加入了果仁核桃，口味纯甜，有浓郁的核仁清香，细腻柔软，是一款集营养、美味于一身的自制美味小点。

二、原料食材

- 主料：面粉
- 辅料：鸡蛋、核桃、黄油
- 调料：白砂糖

三、制作方法

1. 将黄油、鸡蛋液和适量白砂糖混合均匀搅拌，撒入面粉做成面团。
2. 将面团做成小圆饼，圆饼中间放上核桃仁。
3. 在小圆饼的表面刷一层鸡蛋液，放入烤箱烤至小圆饼表面呈金黄色即可。

四、专家营养介绍

核桃含有钙、磷、铁、胡萝卜素等多种人体必需的营养物质，此外，核桃中所含的脂肪和蛋白质是大脑最好的营养物质，是补脑的佳品，幼儿多吃利于大脑发育。

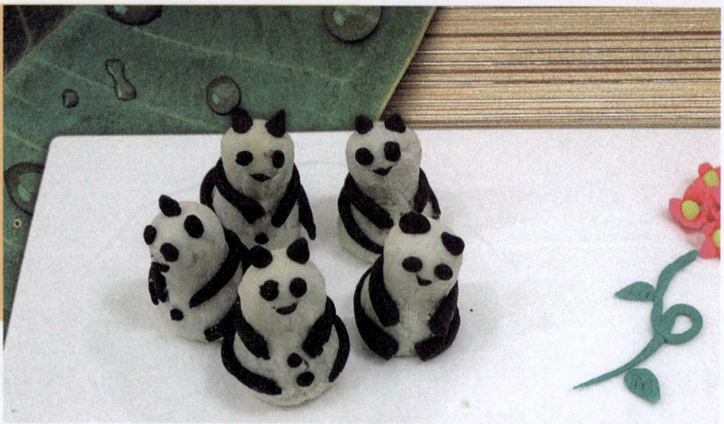

竹林嬉戏

ZHULINXIXI

一、菜品介绍

此款小点将牛奶、豆沙等营养丰富的食材搭配在一起，制作出可爱的小熊猫造型，可以增进幼儿的食欲，同时使幼儿摄取更多的营养成分。

二、原料食材

■主料：面粉

■辅料：鸡蛋、豆沙、牛奶

■调料：白砂糖

三、制作方法

1. 将面粉、牛奶、鸡蛋、适量白砂糖搅拌均匀，制成面团。
2. 用面团包裹豆沙捏成小熊猫造型（“小熊猫”的五官和四肢用豆沙直接捏制即可），上蒸锅蒸熟即可。

四、专家营养介绍

豆沙性平、味甘，含有丰富的营养物质，红豆具有良好的利尿作用，能解毒、排毒；同时含有较多的膳食纤维，能够起到润肠通便的作用。将豆沙做馅烤制成小点心，食材营养、健康、无任何添加剂，造型可爱，易于增进幼儿的食欲。

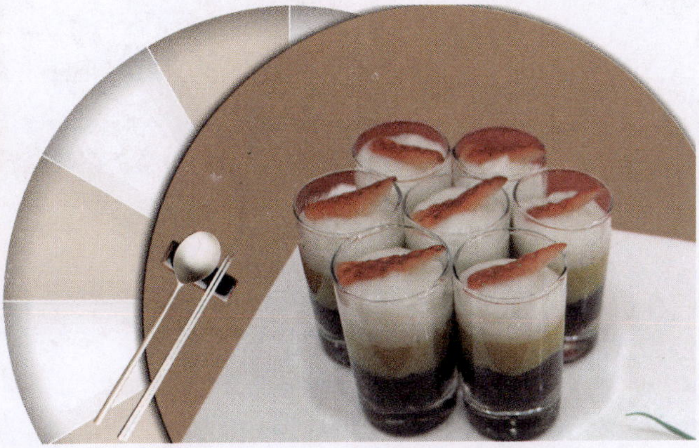

营养三色慕斯杯

YINGYANGSANSEMUSIBEI

一、菜品介绍

本款甜点将紫薯、红薯、山药等食物搭配在一起，色泽美丽、营养丰富，很受幼儿们的喜爱。

二、原料食材

- 主料：紫薯、红薯、山药
- 调料：炼乳

三、制作方法

1. 将紫薯、红薯、山药去皮、洗净、蒸熟。
2. 将紫薯、红薯、山药分别碾碎，分别放入适量炼乳，用搅拌器打成泥。
3. 将紫薯泥、红薯泥、山药泥分别逐层挤入杯子中即可。

四、专家营养介绍

薯类中所含的蛋白质和维生素非常高，尤其是钾的含量，在蔬菜里位居第一，具有预防秋燥、缓解便秘的功效。

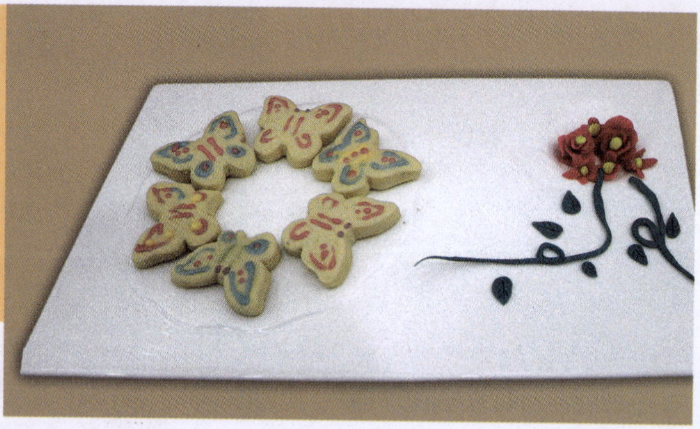

双彩小蝴蝶
SHUANGCAIXIAOHUDIE

一、菜品介绍

此道小点将牛奶、巧克力等食物搭配在一起，制作出小蝴蝶的造型，既能增进幼儿的食欲，又具有丰富的营养价值，很适合幼儿在秋季食用。

二、原料食材

- 主料：面粉
- 辅料：鸡蛋、牛奶、巧克力
- 调料：白砂糖

三、制作方法

1. 将面粉、牛奶、鸡蛋、适量白砂糖搅拌均匀，制成面团。
2. 用蝴蝶模型工具制成小蝴蝶造型，用巧克力装饰“蝴蝶”的翅膀和花纹，放入烤箱烤至金黄色即可。

四、专家营养介绍

鸡蛋和牛奶都是幼儿日常食用的食物，鸡蛋加牛奶是最常见也是最有营养的小点心原材料，两者合二为一，能够提供更多的优质蛋白和钙质等。

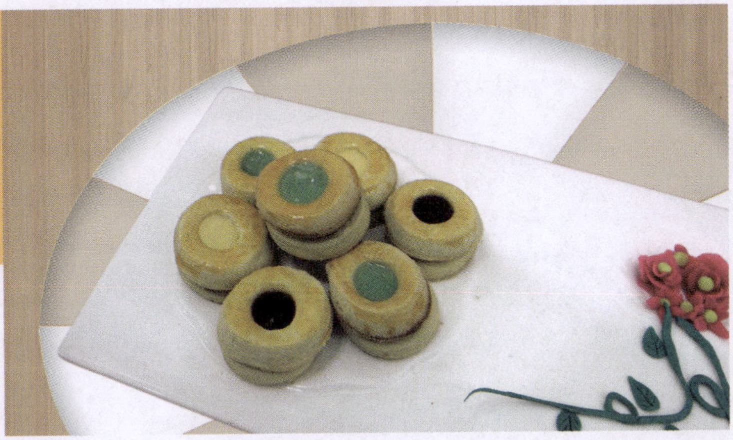

花好月圆
HUAHAOYUEYUAN

一、菜品介绍

此道小点将牛奶、鸡蛋、蓝莓酱等食物搭配在一起，口感酥软、营养丰富、造型可爱，是一道适合幼儿在秋天食用的甜品。

二、原料食材

- 主料：面粉
- 辅料：牛奶、鸡蛋、蓝莓酱
- 调料：白砂糖

三、制作方法

1. 将面粉、牛奶、鸡蛋、适量白砂糖搅拌均匀，制成面团。
2. 用模具制作出圆饼形状，在圆饼上刷蛋液后放进烤箱烤制 20 分钟。
3. 在两个圆饼中间加入蓝莓酱，使其粘在一起即可。

四、专家营养介绍

蓝莓酱中富含维生素和花青素，花青素可以促进眼部视网膜细胞的发育，能够保护视力、预防重度近视；同时蓝莓属于高锌、高钙、高铁、高维生素的营养保健果品，具有很高的营养保健价值。

冬季
调理膳食

DONGJI TIAOLI SHANSHI

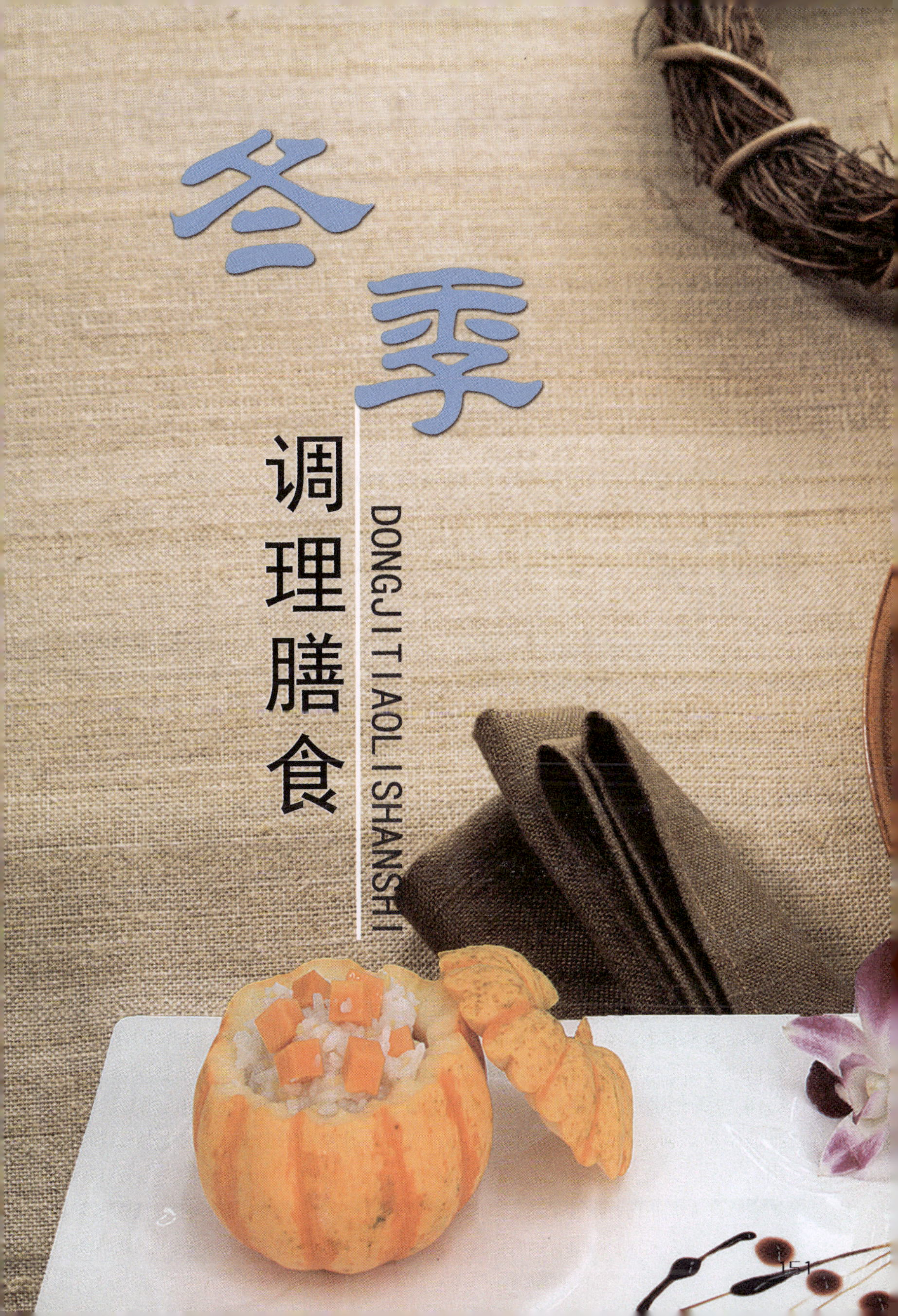

【季节时令特征】

冬季天气寒冷，北风肆虐，北方大部分地区处于温带，冬季干冷多风，室内外温差较大，经常会发生雾霾或可吸入颗粒物过多等情况。而我国南方大部分地区地处亚热带季风气候，冬季多雨、有风，气温高但体感温度也较低。

【幼儿生长特征】

3～6岁的幼儿在这个积蓄力量、等待萌发的季节里是相对弱势的群体，冬天气候寒冷，幼儿在不经意间非常容易患上感冒或是肠道疾病。因此，要帮助幼儿调理脾胃功能，平衡膳食中的热量，增强免疫力，让幼儿吃好、喝好、养好是非常重要的。

【幼儿饮食特征】

在冬季，幼儿应补充热源食物，膳食中应多补充产热营养食物，如碳水化合物、脂肪、蛋白质，以提高肌体对低温的耐受力。在冬季，幼儿还要多补充一些富含氨基酸的食物，因为氨基酸有抗寒作用。此外，在幼儿的饮食中还应该适度增加富含维生素A、维生素C、维生素B2等营养素的食物，因为维生素B2能提高代谢率，促进幼儿生长发育，维生素A能增强人体的抗寒能力，维生素C可以提高人体对寒冷的适应能力，对幼儿身体中的血管具有良好的保护作用。

【食材营养价值】

冬季幼儿容易得呼吸道感染等疾病，如果能摄入足够的维生素，就能有效增强他们身体的免疫机能。大白菜、圆白菜、萝卜、豆芽、油菜、生菜等蔬菜中维生素含量都比较丰富；白薯、马铃薯等薯类食物则富含维生素 A、维生素 B、维生素 C；除此之外，动物的肝脏（如猪肝）也富含维生素 A。

膳食纤维能调节人体的吸收和排泄，保持大便通畅，这对于身体内毒素的排出十分有利；另外，膳食纤维还有控制体重的作用。可以给幼儿多吃一些玉米、小米、麦片、燕麦等粗粮以及黄豆、红小豆等豆类食品，但是黄豆吃多了容易胀气，所以应让幼儿多吃豆干、豆腐、豆芽、腐竹、豆腐丝等豆制品；还有菠菜、芹菜、筒子杆等蔬菜也含有较多的膳食纤维，可以让幼儿食用。

日常生活中，一些常见的菌藻类食物含有丰富的人体必需的营养元素，如磷和碘等，这些营养元素有助于增强幼儿的抵抗力。因此，冬季里可以让幼儿多吃香菇、木耳、杏鲍菇、金针菇、银耳、海带、紫菜等菌藻类食物。

冬季气候干燥，要让幼儿多吃些润燥食物。萝卜具有很强的行气功能，还能止咳化痰、润喉清肺、去火开胃、除燥生津、清凉解毒；冬瓜味甘、性凉，有清热止渴、利水消肿等功效，可用于缓解幼儿咳嗽痰多、心神烦乱等症状；另外，蘑菇、苦瓜、白木耳等也有润燥的作用。

汤篇

冬季调理膳食

DONGJITIAOLISHANSHI

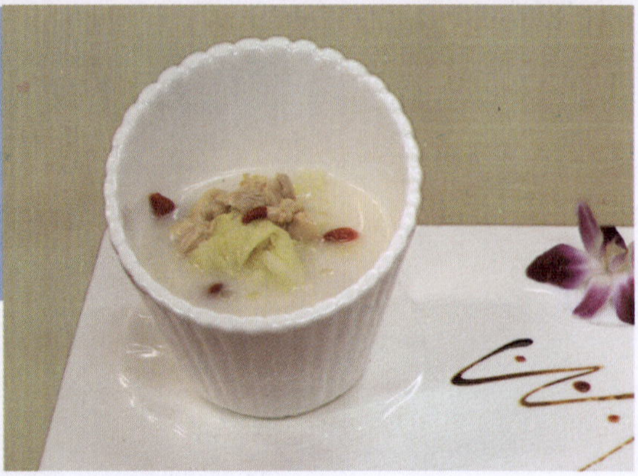

嫩鸡高汤娃娃菜

NENJIGAOTANGWAWACAI

一、菜品介绍

此道汤品用鲜香软烂的炖鸡肉配以娃娃菜，味道微甜、口感鲜美、清爽不腻，是幼儿冬季汤羹中的上善佳品。

二、原料食材

- 主料：鸡肉、娃娃菜
- 辅料：枸杞、小葱、姜、蒜
- 调料：盐

三、制作方法

1. 将鸡肉洗净切小块、去掉鸡皮下的油脂，娃娃菜洗净，小葱洗净、切末，姜洗净、切片，蒜剥好、洗净、切片。
2. 将鸡块放入锅中，加适量水，用大火煮熟后，加入小葱末、姜片、蒜片，去掉鸡块的腥味 。
3. 待锅中汤水变成奶白色后放入娃娃菜，用文火慢炖，使鸡肉味同菜味混合，熬制出鸡汤的味道，加入适量盐搅匀后即可。

四、专家营养介绍

鸡肉的蛋白质含量较高，且易被人体吸收利用，有增强体力、强壮身体的功效，此外，鸡肉还含有脂肪、钙、磷、铁、镁、钾、钠、维生素 A、维生素 B1、维生素 B2、维生素 C 和维生素 E 等成分；娃娃菜味道甘甜，富含维生素、硒，叶绿素含量也较高，具有较高的营养价值。鸡肉炖娃娃菜温经暖胃、味道清淡、鲜香适中，营养价值较高，有益于幼儿身体发育，是幼儿冬季汤羹的上品之选。

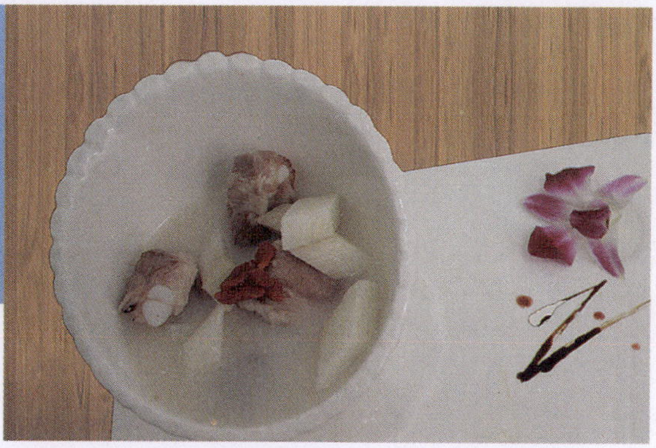

山药枸杞排骨汤
SHANYAOGOUQIPAIGUTANG

一、菜品介绍

此款汤品香而不腻，颜色清雅鲜亮，再点缀上几颗鲜红色的枸杞，使奶白色的汤也靓丽起来。排骨味道微咸、软烂香嫩，配上山药的清香，色香味形俱全，深受幼儿喜爱。

二、原料食材

- 主料：山药、枸杞、排骨
- 辅料：葱、姜
- 调料：盐、大料、料酒

三、制作方法

1. 将排骨洗净放入水中焯去血沫，山药洗净、去皮、切小块，枸杞用清水浸泡 5 分钟后洗净，葱洗净、切段，姜洗净、切片。
2. 将排骨放入锅中，加适量水，再放入葱段、姜片、大料、料酒、枸杞炖熟。
3. 待排骨煮熟后放入山药块，小火慢炖，最后放入适量盐搅匀即可。

四、专家营养介绍

山药味甘、性平，入肺脾肾三经，可补脾胃、益肺肾，主治幼儿脾胃虚、饮食不佳、便溏泻、咽干等症状，有助于增强幼儿机体的抵抗力；枸杞味甘、性平，具有滋阴补血、清心降火、提高机体免疫力的功效；排骨能够滋阴润燥、补钙、补肾、养血。山药、枸杞、排骨一同炖汤，补益而平和，是一款冬季较好的滋补膳食。

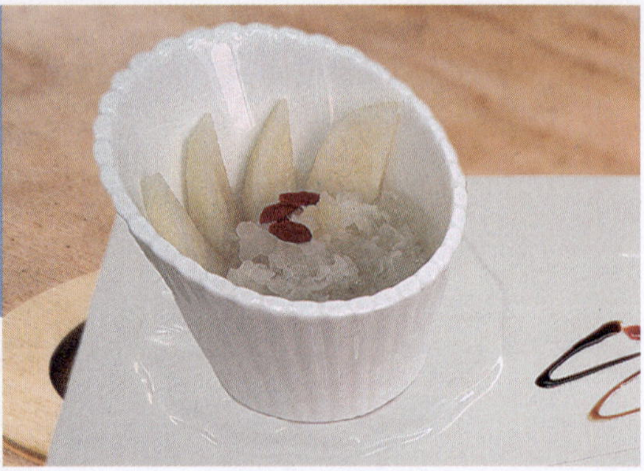

百合雪梨银耳羹

BAIHEXUELIYINERGENG

一、菜品介绍

银耳洁白如雪、软烂肉厚、口感滑嫩、入口即化；雪梨味道清甜、爽口，甜中稍微带点酸，吃上去不觉甜腻，滋润咽喉，做汤也可解凉气；枸杞红艳清亮，放入汤中仿佛冬日雪中静静开放的梅花一般。上述食材巧妙搭配，可刺激幼儿的味蕾，构成冬季里一道上等的汤品。

二、原料食材

- 主料：雪梨、银耳
- 辅料：枣、枸杞
- 调料：冰糖

三、制作方法

1. 取适量银耳泡发、洗净，用剪刀剪去根部的黄色硬结、撕碎，雪梨洗净、去核、切小块，枸杞用清水浸泡 5 分钟后洗净，枣洗净。
2. 锅中放入银耳、雪梨块、枣、枸杞，加适量水，一同熬煮，待水开后转中火再熬煮 30~40 分钟，待雪梨块变透明、汤变黏稠后再放入适量冰糖，冰糖融化后，关火再焖几分钟即可。

四、专家营养介绍

银耳性温、味甘，具有养胃补血、润肺益气的功效，可缓解幼儿干咳少痰、口燥咽干等病症；雪梨能够润肺止咳、润喉生津、滋养肠胃。此款汤品是秋、冬季或空气干燥时期，患有微咳、咽干症状幼儿的辅助食疗食品。但本品不适合所有幼儿，尤其是脾胃虚寒、手脚发凉的幼儿。

海带白萝卜排骨汤

HAIDAIBAILUOBOPAIGUTANG

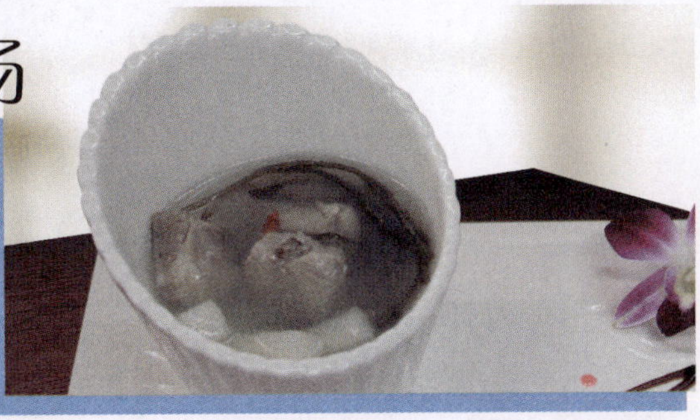

一、菜品介绍

这道汤品是将海带、白萝卜、排骨炖在一起，有海带的鲜美，白萝卜的清香，还有排骨的软烂。汤品颜色清亮、口感甘咸适中，深受幼儿喜爱。

二、原料食材

■主料：海带、白萝卜、排骨

■辅料：大葱、香葱、姜、蒜、香菜

■调料：油、盐、味精、炖肉料包

三、制作方法

1. 海带洗净后用清水泡发、切段，白萝卜洗净、切小块，排骨洗净后焯水、沥干，大葱洗净、切小段，香葱洗净、切末，姜洗净、切丝，蒜洗净、切片，香菜洗净、切碎末。
2. 锅中放水，将大葱段、炖肉料包、排骨入锅，放少许盐炖熟。
3. 锅中放油烧热后，放入姜丝、蒜片炒香，将海带段、白萝卜块放入锅内翻炒均匀后，加入炖好的排骨汤，不要盖锅盖，煮开后再煮一会儿至海带和白萝卜绵软程度适中。
4. 锅中加适量味精，撒上香葱末和香菜末关火即可。

四、专家营养介绍

这道汤品是浙江一带的汉族传统名菜，属于浙菜系。此汤肉烂脱骨，海带滑烂，含有大量的不饱和脂肪酸和食物纤维，可调顺肠胃，海带汤还可以御寒，其中含有大量碘元素，而碘元素有助于刺激甲状腺激素的合成；白萝卜是人体补钙的最佳来源之一，这种有机钙在萝卜皮中含量最多，白萝卜还是低能量的食品，含有较多的膳食纤维、碳水化合物，它还含有维生素 C、维生素 E 和钙、锌等营养素，这些都有利于控制幼儿体重、增强其机体的抗病能力；猪排骨除了提供人体生理活动必需的优质蛋白质、脂肪外，还含有丰富的钙质，可维护骨骼健康。

珍珠翡翠白玉汤

ZHENZHUFEICUIBAIYUTANG

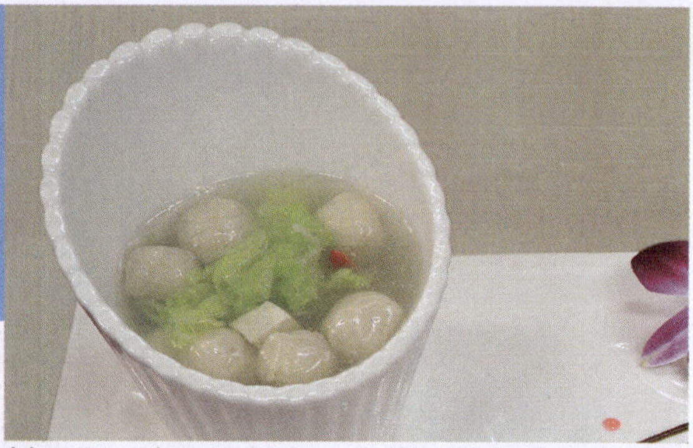

一、菜品介绍

此款汤品以白菜、豆腐、鱼丸为主料，配以青豆和粉丝。白菜淡绿色稍泛白，鲜嫩微甜，易进汤味；豆腐白嫩如雪，入口即化；鱼丸大小适中，弹软有咬劲。整道汤品色泽淡雅、口感清淡、营养全面、余味绵长，可帮助幼儿丰富膳食、平衡营养。

二、原料食材

■主料：白菜、豆腐、鱼丸　■辅料：青豆、细粉丝　■调料：盐、橄榄油

三、制作方法

1. 白菜、青豆洗净，白菜梆、叶切开，白菜叶和白菜梆分开摆放。
2. 将白菜梆根据宽窄程度不同切成 2 ~ 3 块，白菜叶随意切成大小适中片状，混合均匀；豆腐大致切成 8cm x 4cm x 2cm 条形块状；细粉丝从中间切成 2 段。各种切好的食材分别摆放。
3. 锅内放清水，大火煮至 8 成开时放入青豆，改小火慢炖 8 ~ 10 分钟（青豆接近成熟）后，放入鱼丸继续炖煮 5 分钟后放入白菜梆，炖煮 2 ~ 3 分钟后依次放入粉丝、白菜叶、豆腐块。
4. 全部食材加入后，盖锅盖中火焖煮 3 分钟左右，加适量盐，改余火微热 1 分钟左右后加少许橄榄油，关火盖锅盖焖 1 ~ 2 分钟即可。

四、专家营养介绍

豆腐营养极高，含铁、镁、钾、烟酸、铜、钙、锌、磷、叶酸、维生素 B1、卵磷脂和维生素 B6，豆腐里的高氨基酸和蛋白质含量使其成为谷物很好的补充食品，素有“植物肉”之美称，此外豆腐的消化吸收率达 95%，两小块豆腐，即可满足一个人一天钙的需要量；粉丝的营养成分主要是碳水化合物、膳食纤维、蛋白质、烟酸和钙、镁、铁、钾、磷、钠等，它有良好的附味性，能吸收各种鲜美汤料的味道；鱼肉含有丰富的维生素 A、镁、铁、钙、磷等。此款汤品将豆腐、粉丝、白菜、鱼丸组合在一起，在提供足够丰富营养的同时互补搭配，再加上青豆和橄榄油的润色，使其成为秋、冬季节一道美味、营养、健康兼顾的日常鲜汤。

鲜蔬芙蓉汤

XIANSHUFURONGTANG

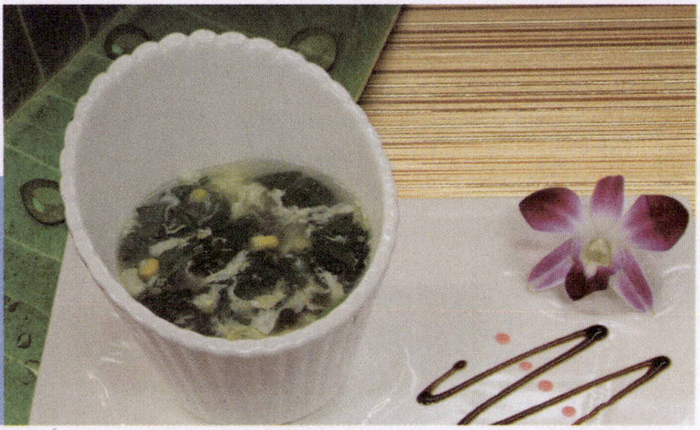

一、菜品介绍

汤羹类食品是幼儿吸收营养、搭配饭菜的必备食品。此款汤品颜色搭配适宜、主料丰富、味道鲜香，具有幼儿喜爱的口感。

二、原料食材

- 主料：菠菜、鸡蛋、紫菜
- 辅料：玉米粒、葱、姜、蒜
- 调料：油、盐、胡椒

三、制作方法

1. 菠菜洗净，玉米粒洗净，鸡蛋打散，紫菜撕碎，葱洗净、切葱花，姜、蒜洗净、切片。
2. 将菠菜过沸水后捞出倒入冷水中，再捞出切碎。
3. 锅中放油烧热，将葱花、姜片、蒜片滑油后，锅中放入适量水，倒入菠菜和玉米粒小火煮开，再倒入鸡蛋液、碎紫菜，加适量盐、胡椒搅匀即可。

四、专家营养介绍

菠菜含有大量的植物纤维，营养价值非常高，幼儿适度进食菠菜能够起到通便润肠、促进消化吸收的作用，另外菠菜含有胡萝卜素，能够促进幼儿的生长发育，增强幼儿抗病能力并且可以起到保护视力的作用，菠菜中还含有丰富的维生素 C 和适量的铁，能够补充身体中的血红素，起到补血的作用；鸡蛋是幼儿每日必须食用的营养食品，作为天然蛋白，对幼儿的身体有着非常重要的作用，可以促进幼儿身体机能的协调发展。

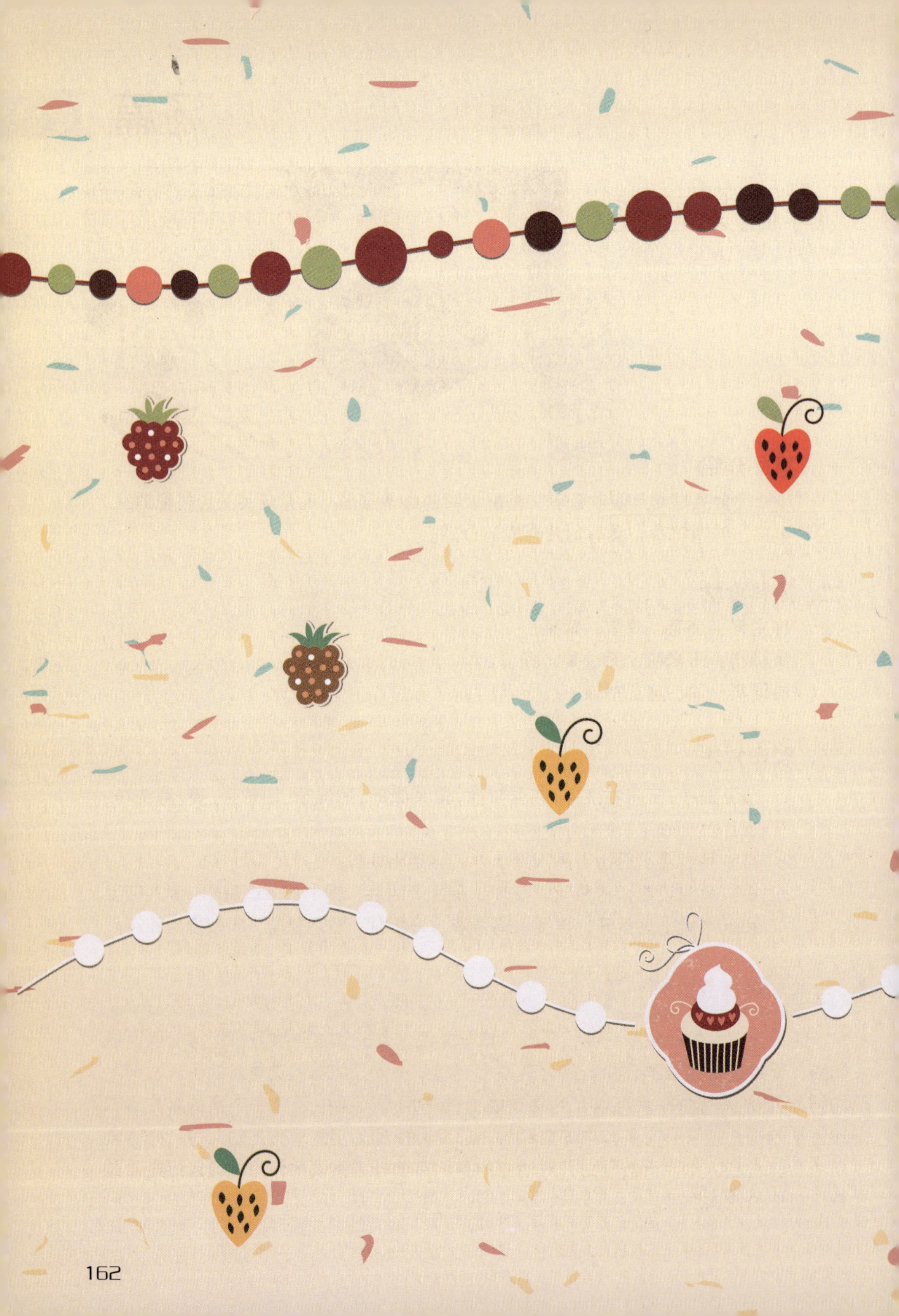

粥篇

冬季调理膳食

DONGJITIAOLISHANSHI

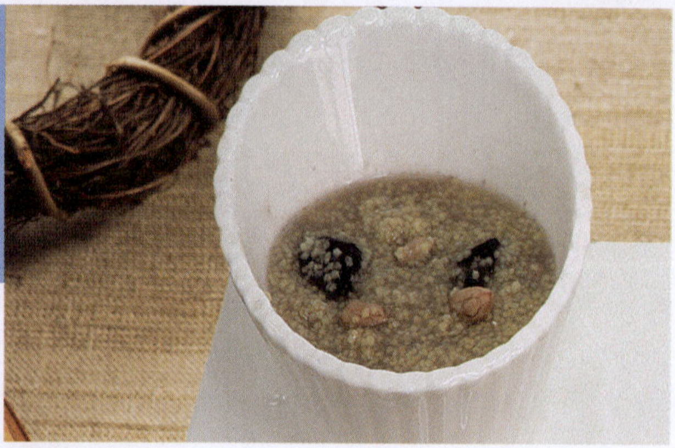

花生小米红枣粥

HUASHENGXIAOMIHONGZAOZHOU

一、菜品介绍

小米色泽金黄，蒸煮细致；花生大小如珍珠，放入粥中质地较软，味道微甜；红枣口感香甜，肉厚软烂，经过蒸煮后枣香味浓郁芬芳，如酒红色。此粥口感稍甜，搭配微咸的主食可以增强幼儿的食欲。

二、原料食材

■主料：小米

■辅料：花生、红枣、桂圆肉、枸杞

■调料：冰糖

三、制作方法

1. 小米淘净，红枣洗净，花生洗净、用水浸泡，枸杞用水浸泡 5 分钟后洗净。
2. 锅中放小米、适量温水、冰糖、红枣、花生，一起煮开并适当搅拌，煮开后盖上盖子转小火煮 20 ~ 25 分钟（中途稍微搅拌几次），加入桂圆肉和枸杞，煮 5 分钟即可。

四、专家营养介绍

小米味甘咸，有清热健胃的功效，内热及虚弱的幼儿更适宜食用；花生味甘、性平，入脾肺经，可补肺益气、润肺化痰、清咽止血，是预防、治疗幼儿贫血的辅助食材；红枣味甘、性温，入脾胃二经，有补脾益气、养血安神的功效，含丰富的维生素 C、铁，可治脾胃虚弱、食少便溏等症状。

菌菇鸡肉粥
JUNGUJIROUZHOU

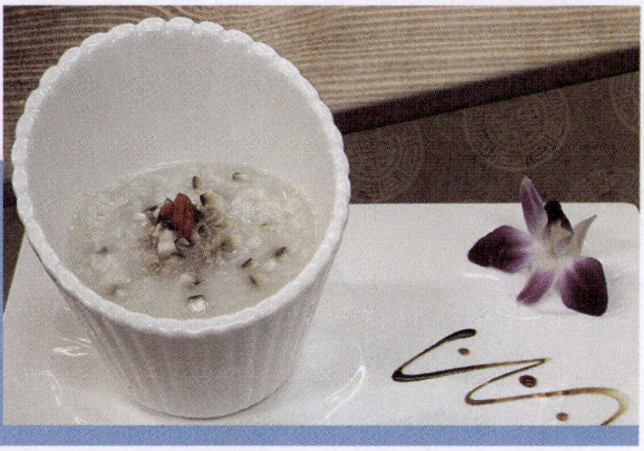

一、菜品介绍

此款粥中散落零星的枸杞，颜色鲜艳明亮，让幼儿看了非常有食欲。同时，微咸的口味能够刺激幼儿的味蕾，再搭配生菜、蘑菇的香味，是一款幼儿非常喜爱的粥品。

二、原料食材

- 主料：大米、鸡胸脯肉
- 辅料：生菜、胡萝卜、香菇、枸杞、姜
- 调料：料酒、生抽、盐、糖

三、制作方法

1. 鸡胸脯肉洗净、切块，用水浸泡去血水后，用料酒、生抽、盐腌 20 分钟。
2. 香菇用温水泡软、去蒂、切丝，生菜、胡萝卜、香菇、姜洗净、切丝，枸杞用水浸泡 5 分钟后洗净。
3. 将大米放入锅中，加水煲粥，待粥 7 成熟后倒入香菇丝、鸡肉块、姜丝继续煲（其间搅拌）。
4. 待鸡肉块及粥完全熟后倒入胡萝卜丝、生菜丝，放少许糖、适量盐、枸杞即可。

四、专家营养介绍

鸡肉味道鲜美且有营养，是优质的蛋白质来源，能够降低对人体健康不利的低密度脂蛋白胆固醇，对营养不良、畏寒怕冷、乏力疲劳、贫血、虚弱等症状有很好的食疗效果；香菇是不可多得的保健食品之一，对于增强抗疾病能力和防治感冒有良好效果，它不但是调味佳品，具有独特的香气及甜味，而且营养丰富，特别是维生素含量高，如维生素 B1、维生素 B2、维生素 B6、维生素 B12 和维生素 D 等，因此多吃香菇，对幼儿健康大有益处。

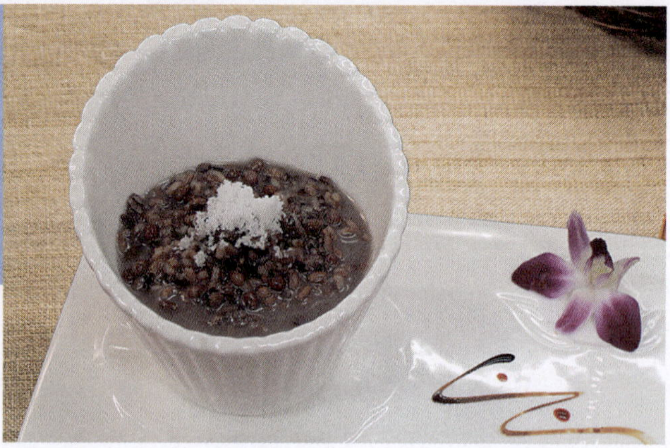

红豆紫米粥

HONGDOUZIMIZHOU

一、菜品介绍

这是一款非常有营养的粥品。红豆暖胃祛寒，冬季天气寒冷，幼儿易着凉，此时吃红豆是再好不过的了。紫米的营养价值非常高，且香气诱人，再配以少量的白糖，增加甜味，更加适合幼儿的口感。

二、原料食材

■主料：紫米、红豆

■调料：白糖

三、制作方法

1. 将红豆、紫米淘净后，各泡上 2 小时。
2. 锅中加入适量清水，将紫米、红豆放入锅中。
3. 待煮熟后，加入适量白糖即可。

四、专家营养介绍

紫米又叫黑糯米、紫糯米，它的热量远远低于糯米，但是它的蛋白质、赖氨酸等的含量都比白糯米要高，具有补血养生、健脾开胃的功效，因此被广泛应用在米饭、甜品中；红豆可以益气补血，能够缓解盗汗、多汗等症状。

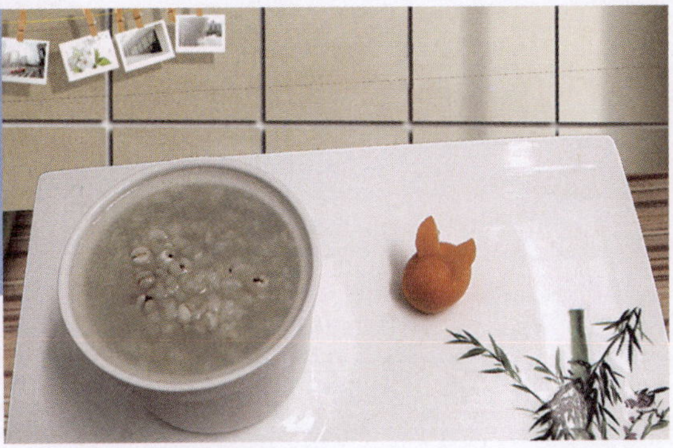

奶香薏仁粥

NAIXIANGYIRENZHOU

一、菜品介绍

薏米仁口感劲道，形如豌豆大小，颜色乳白清亮，再搭配牛奶的清香浓郁，使得此粥口感微甜、劲滑，深受幼儿喜爱。

二、原料食材

- 主料：薏米仁、大米
- 辅料：南瓜
- 调料：炼乳、白糖

三、制作方法

1. 薏米仁、大米淘净，南瓜去皮去籽、洗净、切中小块。
2. 锅中烧开水，倒入薏仁米、大米、南瓜块煮开后，转小火熬成粥，加适量炼乳、白糖再次煮开拌匀即可。

四、专家营养介绍

薏米仁味凉、甘甜、清淡，归胃经、肺经、脾经，有健脾、渗湿、利尿、除痹、止泻的功效。

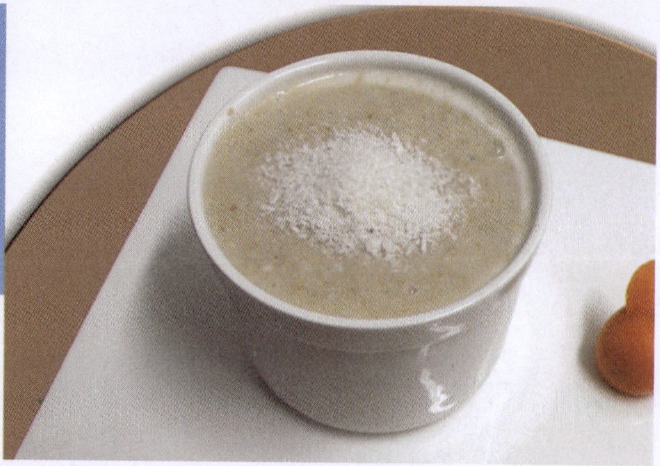

椰丝燕麦粥

YESIYANMAIZHOU

一、菜品介绍

此粥味道香醇、微甜，特别是椰粉口感丰富、味道鲜软，深受幼儿喜爱。

二、原料食材

- 主料：燕麦片
- 辅料：椰粉、全脂甜牛奶
- 调料：冰糖

三、制作方法

1. 锅里放入水、燕麦片，大火煮至沸腾。
2. 锅中加入适量椰子粉、全脂牛奶，搅拌至其全部溶解于锅中，加入适量冰糖调制出甜味，文火熬煮，待燕麦粥黏稠即可。

四、专家营养介绍

椰肉具有清凉消暑、生津止渴、止呕止泻、生津利水的功效；燕麦是一种低糖、高营养、高能量食品，所含营养元素非常高，燕麦经过精细加工制成麦片，食用方便、口感也很好，经常让幼儿食用有益于身体健康。

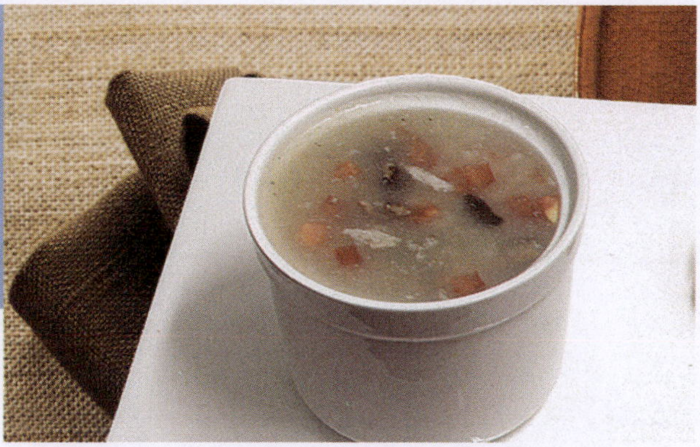

西红柿牛肉粥
XIHONGSHINIUROUZHOU

一、菜品介绍

此款粥品颜色鲜艳、营养丰富、肉质软烂，可以御寒、饱腹、刺激幼儿食欲，非常适合幼儿在冬季食用。

二、原料食材

- 主料：大米、牛肉、西红柿
- 辅料：葱、姜
- 调料：料酒、盐

三、制作方法

1. 牛肉洗净、切成小块，大米淘净，西红柿洗净、用开水烫一下去皮后切碎块，葱洗净、切段，姜洗净、切片。
2. 锅中放适量水煮开后，下牛肉块，水开后把血沫撇掉，然后把牛肉块剁碎成牛肉泥，再放入葱段、姜片、适量料酒、盐。
3. 把大米和西红柿块一起下锅与牛肉泥一起煮，待大火煮开后转小火煲至粥稠烂，再加少许盐即可。

四、专家营养介绍

西红柿含有丰富的维生素C，有清热解毒、提高机体免疫力的功效；牛肉含有丰富的蛋白质、氨基酸，能提高机体抗病能力，寒冬食牛肉，有暖胃作用，实为寒冬补益佳品。

素菜篇

冬季调理膳食

DONGJITIAOLISHANSHI

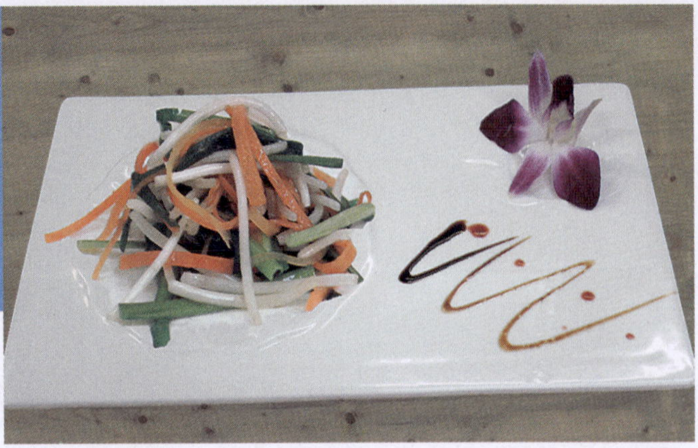

素炒三丝

SUCHAOSANSI

一、菜品介绍

本道菜品由韭菜、豆芽、胡萝卜三种蔬菜搭配而成，味道微甘、色彩鲜艳，能够大大增进幼儿的食欲。

二、原料食材

- 主料：韭菜、豆芽、胡萝卜
- 调料：油、盐、料酒、酱油、醋

三、制作方法

1. 分别将豆芽、韭菜、胡萝卜洗净，胡萝卜切丝，韭菜切小段。
2. 锅中放油烧热后，先将胡萝卜丝煸炒至软，再放入豆芽爆炒，将韭菜段放入，再放入适量盐、料酒、酱油、醋，拌匀即可。

四、专家营养介绍

韭菜味甘辛、性温，有健胃、提神、温暖、解毒的功效，还能促进肠蠕动；豆芽味甘、性凉，入胃三焦经，含有多种矿物质（如：钙、磷）、蛋白质、维生素C，具有清热解毒的功效；胡萝卜味甘、性平，具有健脾化滞、清凉降热、通便、增进食欲的功效，它含有大量的花青素和维生素，特别是胡萝卜素，能调节机体免疫力，而维生素A是骨骼生长发育的必需物质，特别对处在生长发育阶段的幼儿尤为重要。韭菜、豆芽、胡萝卜三菜素炒，清淡爽口，可促进幼儿的胃肠蠕动，还适合与肉菜配合食用。

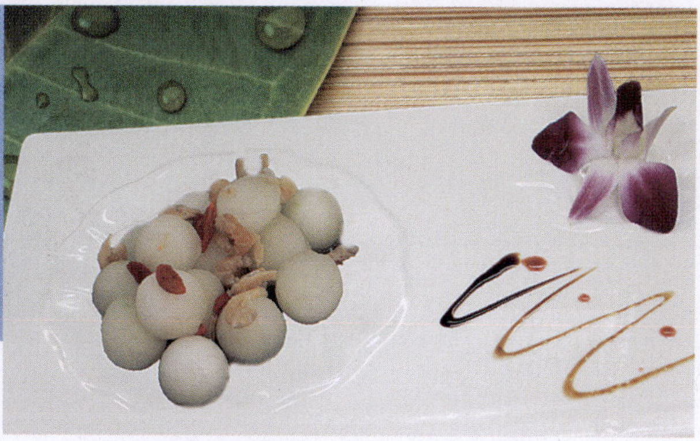

海米烧冬瓜
HAIMISHAODONGGUA

一、菜品介绍

本道菜品用圆圆的冬瓜球配上橘色的海米、红色的枸杞，营造出富有童趣的饮食氛围，营养丰富，适合幼儿食用。

二、原料食材

- 主料：冬瓜、海米
- 辅料：枸杞
- 调料：盐

三、制作方法

1. 冬瓜去皮、洗净、剜成小圆球，放入锅中，加水，用小火煨透捞出。
2. 海米用清水冲洗一下，放入水中浸泡至软。
3. 将海米和冬瓜放入锅中，用适量水煮 20 分钟至熟后，放入适量盐，再用枸杞点缀即可。

四、专家营养介绍

冬瓜有清热解毒、利尿消肿、生津止渴、润肺化痰、排脓的功效，可用于治疗水肿、胀满、肺热咳嗽、喘咳、疮疡痈肿等病症。冬瓜烧海米，清淡而不缺营养，与荤菜配合食用更好。

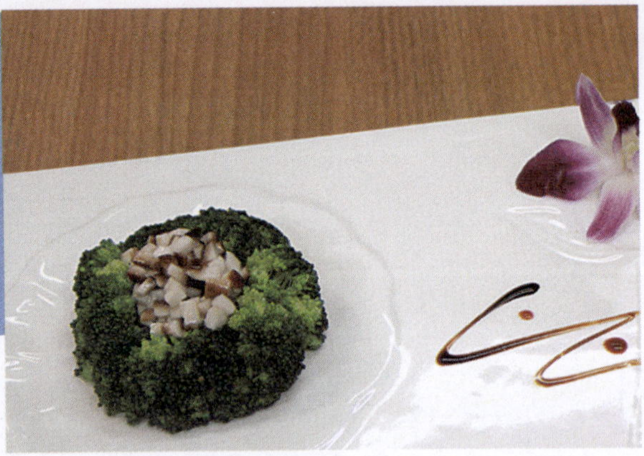

香菇西兰花

XIANGGUXILANHUA

一、菜品介绍

西兰花颜色为深绿色，放入盘中就像一棵棵生长在花园中的灌木；再搭配外型可爱的蘑菇，让幼儿看上去就很有食欲。蘑菇的香味经过翻炒后扑面而来。西兰花的清香搭配蘑菇的浓香，是冬季一道再好不过的菜品。

二、原料食材

- 主料：干香菇、西兰花
- 辅料：香葱、蒜
- 调料：油、盐、酱油、鸡精

三、制作方法

1. 西兰花洗净、分成小朵，进滚水滤过或稍煮片刻，取出。
2. 干香菇泡水，至松软后切成宽约 1 厘米的小条。
3. 香葱、蒜洗净、切末。
4. 锅中放油烧热后，放入香葱末、蒜末炒香，倒入西兰花翻炒两下后，倒入香菇条翻匀，加入适量盐、鸡精、酱油，拌匀即可。

四、专家营养介绍

西兰花含水量很高但热量较低，有增强机体免疫力的功效；香菇味甘、性平，是世界第二大食用菌，也是我国特产之一，在民间素有“山珍”之称，是一种生长在木材上的真菌，富含维生素 B 群、铁、钾、维生素 D 原（经日晒后转成维生素 D），主治食欲减退、少气乏力等症。

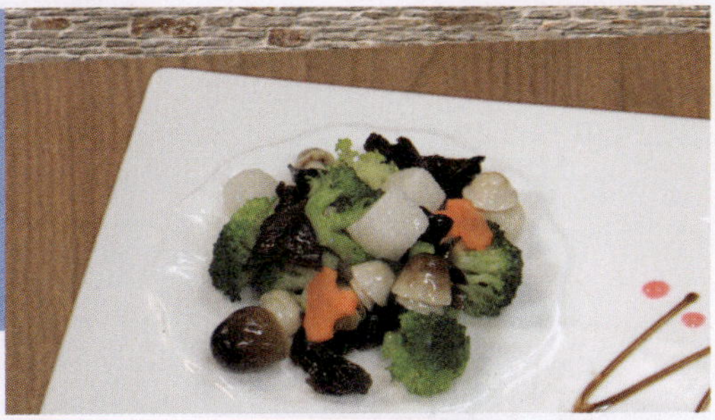

荷塘月色
HETANGYUESE

一、菜品介绍

此道菜品在翻炒过程中，将山药溢出的黏液均匀地渗透到整道菜中，西兰花的清脆和草菇的软弹形成两种不同的口感，以上三种食材搭配，不管是在视觉上还是在口感上，都为幼儿带来不同层次的享受。

二、原料食材

- 主料：西兰花、山药、干草菇
- 辅料：黑木耳
- 调料：油、白糖、盐、鸡精

三、制作方法

1. 西兰花洗净，去根部后切成一朵朵“小花”，再用开水焯 3 分钟后捞起后，马上过一下冷水，放置沥水备用。
2. 山药去皮、切薄片，立即放入水中浸泡，以免氧化变色。
3. 黑木耳用冷水泡发 30 分钟后洗净、撕成小片。
4. 干草菇用温水提前 1 小时泡发，并在泡发的水里加少许白糖，待泡软后捞出切成小块。
5. 锅中放油烧热后，将山药片、木耳、草菇一同下锅翻炒 3 分钟（因为山药内有淀粉，所以在炒时加少许水不会粘锅），加入西兰花，继续翻炒 2 分钟左右，加入适量盐、鸡精后，炒匀即可。

四、专家营养介绍

西兰花的营养成分含量高且十分全面，主要包括蛋白质、碳水化合物、脂肪、矿物质、维生素 C 和胡萝卜素等，而所含矿物质也很全面，其中钙、磷、铁、钾、锌、锰的含量都很丰富；草菇营养丰富、味道鲜美，含 18 种氨基酸，其中必需氨基酸占 40.47% ~ 44.47%，此外，草菇还含有磷、钾、钙等多种矿物质元素；山药温补效果极好，其中富含糖蛋白、维生素 C、胆碱、黏液质、尿囊素、淀粉、游离氨基酸等。

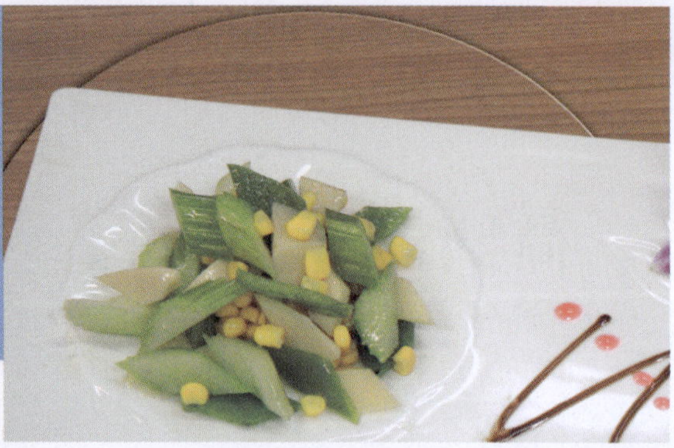

田园四宝

TIANYUANSIBAO

一、菜品介绍

这是一道营养丰富、口感清爽的素菜，四宝指的是西芹、百合、玉米、冬笋。整道菜将4种食材分别处理，再一起炒制而成，色泽鲜亮、做法简单，只用到少许调味料，味道却层出不穷、清香四溢，很符合幼儿的口味。

二、原料食材

- 主料：西芹、百合、玉米、冬笋
- 调料：油、盐、生抽

三、制作方法

1. 西芹洗净、切小段，冬笋洗净、切薄片，玉米掰成粒、洗净，百合掰开、洗净。
2. 锅中加水，烧开后放入玉米粒，煮2～3分钟到半熟程度时，捞出沥干备用。再将冬笋片放入开水中，焯20～30秒，捞出沥干备用。
3. 另起锅，放油，待油至8分热时放入西芹段翻炒；5～8分钟后，分别加入百合、玉米粒和冬笋片翻炒片刻，加入适量盐，出锅前加少许生抽炒匀即可。

四、专家营养介绍

百合除含有蛋白质、钙、磷等营养元素外，还含有一些特殊的营养成分，如秋水仙碱等多种生物碱，这些成分综合作用于人体，不仅具有良好的营养滋补功效，而且还对冬季气候干燥引起的多种季节性疾病有一定的防治作用；胡萝卜中的主要营养素是β－胡萝卜素，它存在于胡萝卜的细胞壁中，而细胞壁是由纤维素构成，人体无法直接消化，唯有通过切碎、煮熟及咀嚼等方式，使其细胞壁破碎才能释放出来，被人体真正消化吸收利用。

清火健脾小炒

QINGHUOJIANPIXIAOCHAO

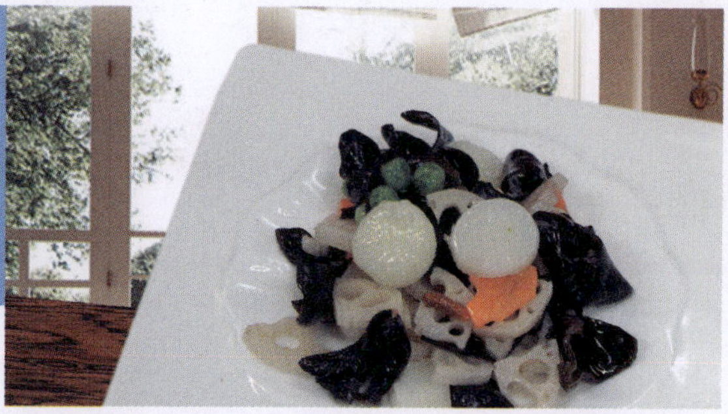

一、菜品介绍

清火健脾小炒是以莲藕为主的一道冬季营养菜。此道菜品在颜色和营养搭配上很讲究，鲜藕营养丰富，民间早有“新采嫩藕胜太医”之说，再加上木耳、荷兰豆、荸荠、圆葱的巧妙搭配，使这款小炒更适合幼儿食用。

二、原料食材

■主料：莲藕

■辅料：荷兰豆、黑木耳、荸荠、圆葱、葱、姜

■调料：淀粉、盐、油、鸡精

三、制作方法

1. 莲藕和荸荠洗净、去皮、切片，黑木耳冷水泡发后洗净、用手撕小块，圆葱洗净、切片，荷兰豆洗净，葱洗净、切葱花，姜洗净、切片。
2. 锅中放水烧开，加入少量的油和盐，放入莲藕片、荸荠片、荷兰豆、黑木耳，焯水 1 分钟，直接捞入冷水中冲凉后沥干水分。
3. 锅中放油烧热后，爆香葱、姜，下入所有食材，快速翻炒，勾入薄芡，加适量盐、鸡精调味即可。

四、专家营养介绍

莲藕富含淀粉、蛋白质、维生素 B、维生素 C、脂肪、碳水化合物及钙、磷、铁等多种矿物质，肉质肥嫩、白净滚圆、口感甜脆，生食能凉血散瘀，熟食能补心益肾，可以补五脏之虚，强壮筋骨，滋阴养血，同时还能利尿通便，帮助排泄体内的废物和毒素；黑木耳富含蛋白质、脂肪、多糖和钙、磷、铁等元素以及胡萝卜素、维生素 B1、维生素 B2、烟酸等，还含磷脂、胆固醇等营养素，被誉为“菌中之冠”；荸荠的磷含量是根茎类蔬菜中较高的，能促进人体生长发育和维持生理功能的需要，对牙齿、骨骼的发育很有好处，同时可促进体内的糖、脂肪、蛋白质三大物质的代谢，调节酸碱平衡，因此荸荠更适于幼儿食用。

荤菜篇

冬季调理膳食

DONGJITIAOLISHANSHI

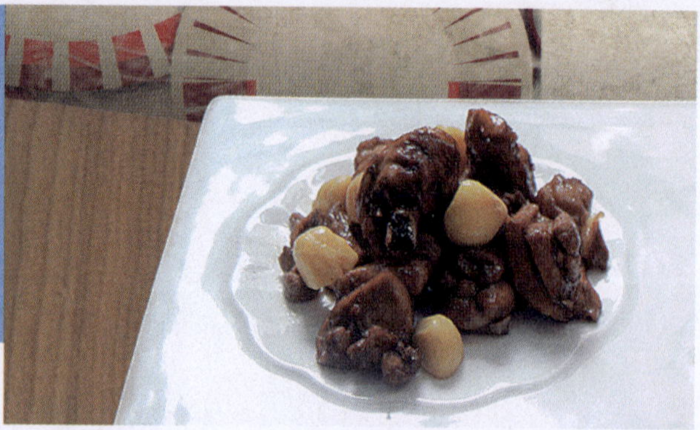

栗子烧鸡块

LIZISHAOJIKUAI

一、菜品介绍

此道菜品通过红烧而成，菜色红亮、鲜香可人，再配上金黄的栗子，定能勾起幼儿的食欲。

二、原料食材

■主料：栗子、鸡肉

■辅料：葱、姜

■调料：盐、酱油、胡椒粉、料酒

三、制作方法

1. 栗子去外壳后用小火炖熟，鸡去内脏、洗净、切块，葱洗净、切段，姜洗净、切片。
2. 锅中加清水后放入鸡块，烧沸去浮沫，放入料酒、酱油、姜片、葱段。
3. 待鸡肉入味，炖至 8 分熟时，放入已炖熟的栗子，加适量盐和胡椒粉，再用小火炖 15 分钟即可出锅。

四、专家营养介绍

栗子含有多种维生素及氨基酸，能够为幼儿身体生长发育提供必要的营养物质；鸡肉味甘、温中益气，含丰富的蛋白质，特别适合处在生长发育期的幼儿食用。冬季宜进补，栗子补脾胃、鸡肉温中益气，因此这款栗子烧鸡块是一道不错的冬季菜肴。

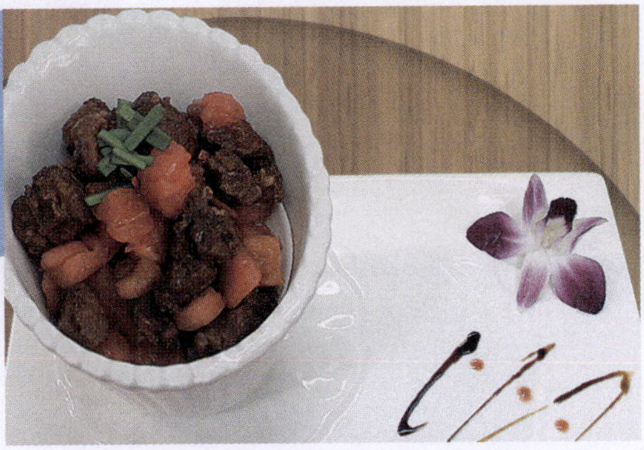

西红柿香菇烧牛肉

XIHONGSHIXIANGGUSHAONIUROU

一、菜品介绍

本款菜品，红红的西红柿让幼儿一看就很有食欲，和牛肉搭配色泽鲜艳、肉质鲜嫩、香气扑鼻，且含有丰富的蛋白质，对幼儿身心发育有着非常重要的作用。

二、原料食材

- 主料：西红柿、牛腩
- 辅料：香菇、洋葱、胡萝卜
- 调料：油、酱油、盐、料酒、十三香

三、制作方法

1. 牛腩切块、洗净、焯水去沫，西红柿、香菇、洋葱洗净、切块，胡萝卜去皮、洗净、切块。
2. 锅中放水烧开后，放入牛腩及适量十三香、酱油、料酒，待大火烧开后转入小火炖1小时以上至肉烂。
3. 另起一锅，锅中放油烧热后，将西红柿块、香菇块、胡萝卜块、洋葱块放入锅中，翻炒后，将所有食材倒入牛肉锅中继续煮，加入适量盐入味，待所有食材熟后即可出锅。

四、专家营养介绍

西红柿有养阴生津、健脾养胃、平肝清热的功效；香菇味甘、性平，有益气补虚、健脾胃、防感冒的功效，还含麦角固醇，可在体内转化成维生素D，预防幼儿佝偻病；牛肉味甘、性平，归脾胃经，可补脾胃、益气血、强筋骨，它富含优质蛋白和氨基酸，比猪肉更适合生长发育期的幼儿食用。此道菜品将西红柿、香菇、牛肉、洋葱、胡萝卜等多种食物配在一起，既富有营养，又不热不燥，还味道鲜美，是冬季大多数幼儿喜欢的菜肴。

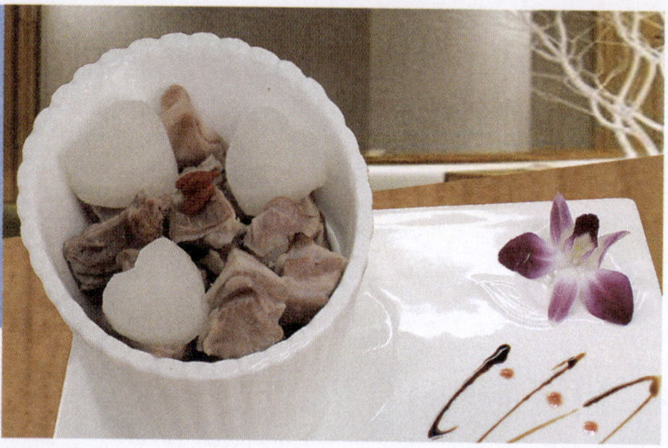

羊肉炖白萝卜

YANGROUDUNBAILUOBO

一、菜品介绍

本款菜品中，桃心形的白萝卜外形可爱，增强了幼儿的食欲，而羊肉味道鲜嫩、肉质软烂、肥瘦适宜。经过加工后的羊肉与萝卜味道合二为一，一股浓香扑面而来。

二、原料食材

- 主料：羊肉、白萝卜
- 辅料：葱、姜
- 调料：盐、胡椒粉、八角、料酒

三、制作方法

1. 羊肉洗净、切块、焯水去味，白萝卜去皮、洗净、切小块，葱洗净、切段，姜洗净、切片。
2. 锅中放水，水开后放羊肉块中火炖 40 分钟，再放入葱段、姜片、八角及适量料酒祛除羊肉膻气。
3. 小火慢炖至羊肉熟烂后，将白萝卜块放入锅中再炖 10 分钟，放适量盐、胡椒粉，搅拌均匀即可。

四、专家营养介绍

羊肉味甘、性温，入脾肾经，益气补虚、温中暖下，对幼儿一般性风寒咳嗽、慢性支气管炎、体虚怕冷均有治疗及补益效果；白萝卜性平、味辛，入脾胃经，具有消积、止咳化痰、清热顺气的功效，还可有效预防感冒、提高机体免疫力。羊肉与白萝卜是比较好的搭配，适合在冬季食用，但已经上火或感冒的幼儿不宜食用。

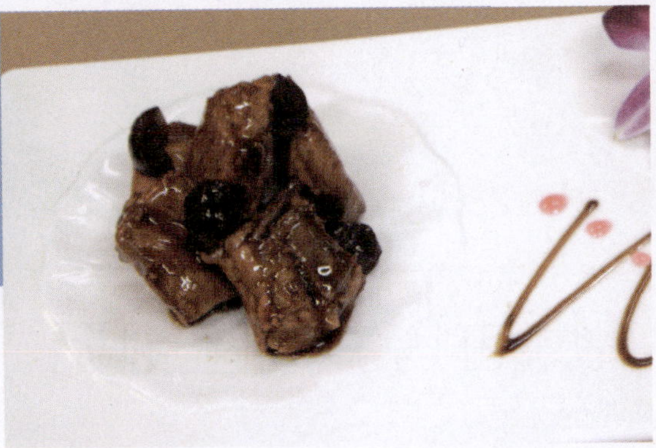

蜜枣炖猪排
MIZAODUNZHUPAI

一、菜品介绍

此道菜品既有蜜枣的软糯与香甜，又有猪排的酱香浓郁，颜色搭配好看，口感醇厚丰润，且富含多种营养，深受幼儿喜爱。

二、原料食材

- 主料：猪排、蜜枣
- 辅料：葱、姜
- 调料：油、蜂蜜、盐、料酒、甜面酱、白糖

三、制作方法

1. 蜜枣去核，猪排洗净、切块、焯水、沥干，葱洗净、斜切段，姜洗净、切丝。
2. 锅中放油烧至 8 成热后，下猪排过油、捞出。
3. 锅中放少许油烧热后，加盐后放入葱段、姜丝炒香，再加入猪排、蜜枣以及适量料酒、少许甜面酱，小火炒 5 分钟后关火。
4. 将锅里的猪排和蜜枣入盘，撒适量白糖，上蒸锅蒸 2 小时后关火。
5. 取出蒸好的猪排，最后将适量熬过的蜂蜜淋上即可。

四、专家营养介绍

蜜枣的铁和钙含量很高，有补血、补钙等功效；猪排能够提供人体生理活动所必需的优质蛋白质、脂肪，尤其是丰富的钙质可维护骨骼健康，对于幼儿营养不良、便秘等症状有良好的改善作用。这道菜品营养丰富、香甜可口，在补充儿童蛋白质、脂肪、铁、锌、钙以及微量元素方面有奇效。

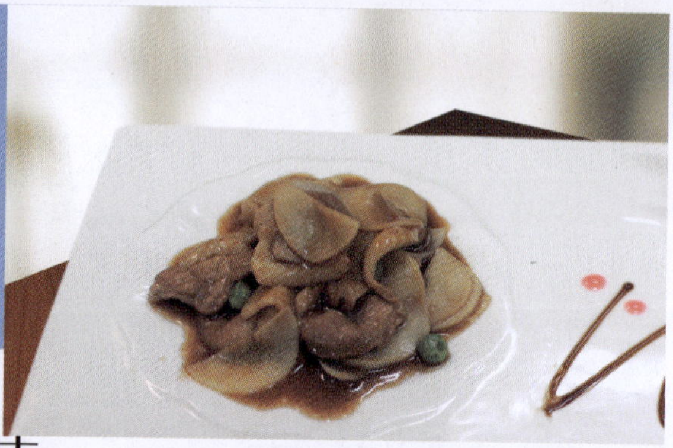

蚝油鸭片炒杏鲍菇

HAOYOUYAPIANCHAOXINGBAOGU

一、菜品介绍

此道菜品中杏鲍菇的清香减少了鸭肉的腥气，同时加入了蚝油进行翻炒，使菜的颜色油亮、味道鲜美，大大增进了幼儿食欲，深受幼儿的喜爱。

二、原料食材

■主料：鸭胸肉、杏鲍菇

■辅料：青豌豆、葱、姜、蒜

■调料：油、蚝油、盐、砂糖

三、制作方法

1. 鸭胸肉洗净、切片、焯水、沥干，杏鲍菇洗净、切厚片、焯水、沥干，青豌豆洗净，葱洗净、切斜丝，姜洗净、切丝，蒜剥好、洗净、切片。
2. 锅中放油烧热后，放入葱丝、姜丝、蒜片爆香，放入鸭片均匀翻炒至8成熟，再放入杏鲍菇、青豌豆，加入适量蚝油、盐一起翻炒至颜色均匀，然后放250毫升水，盖锅小火炖，期间不断翻炒，一直到水基本吸收，但切记不要太干，留点汤汁，出锅前加少许砂糖即可。

四、专家营养介绍

鸭肉蛋白质含量高，且分布较均匀，含有易被分解的不饱和脂肪酸和短链饱和脂肪酸，容易被消化吸收，鸭肉中所含B族维生素和维生素E也比其他肉类更多，能有效抵抗多种炎症；杏鲍菇富含蛋白质和人体必需的8种氨基酸，铁含量丰富，可以有效调节缺铁性贫血、溶血性贫血和失血性贫血等症状。这道菜品营养丰富、简单易做，经常食用能提高幼儿的机体免疫力。

五彩虾仁
WUCAIXIAREN

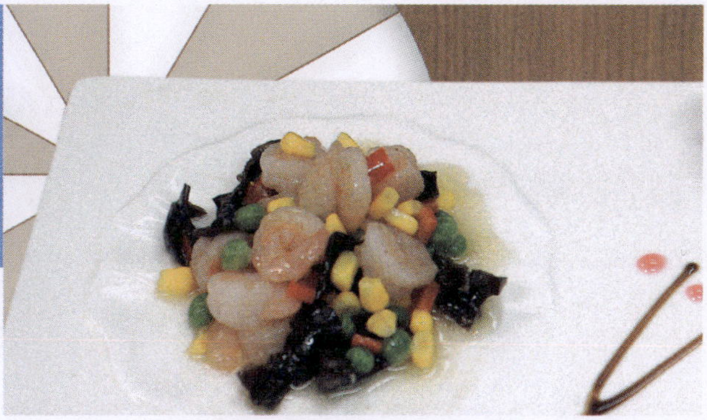

一、菜品介绍

这道菜品将虾仁、玉米粒、豌豆粒、红椒、黑木耳炒在一起，五彩缤纷的颜色和丰富的营养，让幼儿食欲大振，是他们普遍喜欢的一道营养菜品。

二、原料食材

- 主料：虾仁、玉米粒、豌豆粒、红椒、黑木耳
- 辅料：葱、姜、蒜
- 调料：油、料酒、盐、砂糖

三、制作方法

1. 虾仁洗净，玉米粒、豌豆粒洗净，红椒洗净、切成玉米粒大小的粒，黑木耳洗净、焯水、沥干、切小丁，葱、姜、蒜洗净、切丝。
2. 锅中放油烧热后，放入虾仁煸炒，待虾仁缩小出水后捞出，倒掉剩油。
3. 另起锅，放油烧热后，放葱丝、姜丝、蒜丝爆香，放入玉米粒、豌豆粒、红椒粒、黑木耳丁一起翻炒均匀，炒至蔬菜7成熟后，放入虾仁、适量盐、少许料酒一起翻炒，至水分吸收后加入适量砂糖，炒匀即可。

四、专家营养介绍

虾仁营养丰富，蛋白质含量是鱼、蛋、奶的几倍到几十倍，还含有丰富的钾、碘、磷等矿物质及维生素，虾仁还有氨茶碱等成分，且其肉质松软、易消化，含有丰富的镁，对心脏活动具有重要的调节作用；黑木耳是一种营养丰富的食用菌，其含有丰富的纤维素和一种特殊的植物胶质，能促进胃肠蠕动，促使肠道脂肪食物的排泄，减少食物脂肪的吸收；玉米含有纤维物质，能够促进肠道消化；红椒和豌豆富含维生素，常食能够提高幼儿免疫力。

主食篇

冬季调理膳食
DONGJITIAOLISHANSHI

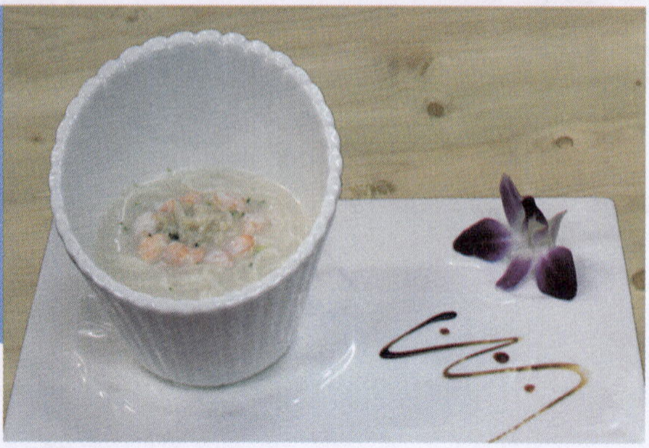

金菇虾仁面

JINGUXIARENMIAN

一、菜品介绍

白里透红的虾仁活泼可爱，配上粗细适中的面条，淡雅清香，而金针菇像降落伞一样浮在汤上。这道菜品样式新颖、食材丰富、色香味俱全，是面食中难得的佳品。

二、原料食材

■主料：金针菇、虾仁、面条

■辅料：葱、姜

■调料：油、胡椒粉、淀粉、料酒、酱油、鸡精、盐

三、制作方法

1. 面条入沸水锅中煮熟，捞出，过凉、控干，用油搅拌均匀，虾仁洗净、沥去水分、用淀粉上浆、入油锅中滑油至熟，金针菇洗净，葱洗净、切葱花，姜洗净、切片。
2. 锅中放油烧热后，放入葱花、姜片爆香，加入金针菇、适量水熬制，再放入面条、虾仁，加入适量料酒、酱油、鸡精、胡椒粉、盐，搅拌均匀即可。

四、专家营养介绍

金针菇含锌量比较高，有促进幼儿智力发育和健脑的作用，还能有效增强机体的活性，促进体内新陈代谢，有利于食物中各种营养素的吸收和利用，对幼儿生长发育大有益处；虾仁营养丰富，蛋白质含量是鱼、蛋、奶的几倍到几十倍，还含有丰富的钾、碘、镁、磷等矿物质及维生素A、氨茶碱等成分，且其肉质松软、易消化，有助于增强幼儿的体质。本品用金针菇与虾仁相配，是不错的选择，其营养价值、色泽、口味都不错，幼儿十分喜欢。

南瓜饭

NANGUAFAN

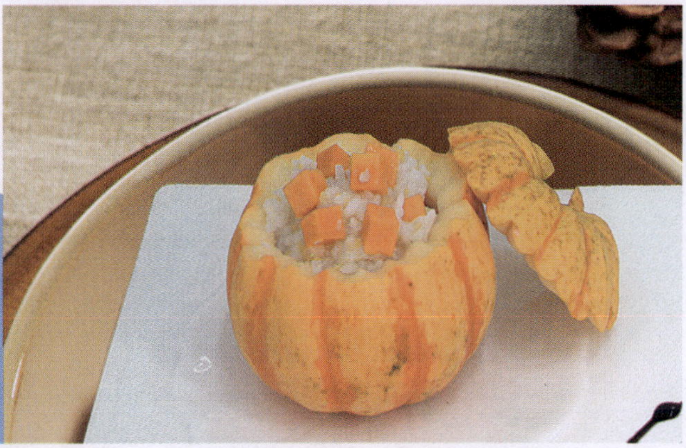

一、菜品介绍

以新鲜南瓜为盅制作的原汁南瓜饭，味道香甜糯软，小南瓜颜色鲜艳、外形可爱、样式新颖，作为主食，能够增强幼儿的食欲。

二、原料食材

- 主料：冷饭、南瓜
- 辅料：里脊肉、胡萝卜
- 调料：油、盐、糖、鸡精、料酒、淀粉

三、制作方法

1. 南瓜洗净、擦干水，在顶部对切开来，挖掉南瓜籽，挖出南瓜肉并切成小丁，将南瓜肉在热水里过一下，捞出备用。
2. 里脊肉洗净、切成小粒，用适量盐、糖、鸡精、料酒、生淀粉搅拌后腌制 15 分钟。
3. 胡萝卜去皮、洗净、切粒，锅中放油烧热后，放入胡萝卜粒滑炒 2 分钟出锅。
4. 另起锅，放油烧热后，倒入里脊肉、冷饭翻炒 1 分钟后，加入刚才滑炒过的胡萝卜粒、南瓜肉翻炒片刻后关火，加入少许鸡精拌匀，最后装入南瓜即可。

四、专家营养介绍

南瓜所含果胶可以保护胃胶道粘膜，免受粗糙食品刺激，促进溃疡愈合，南瓜所含其他成分也能促进胆汁分泌，加强胃肠蠕动，促进食物消化。此款南瓜饭营养丰富，又易于消化，比较适合幼儿食用。

蛋香薄饼

DANXIANGBOBING

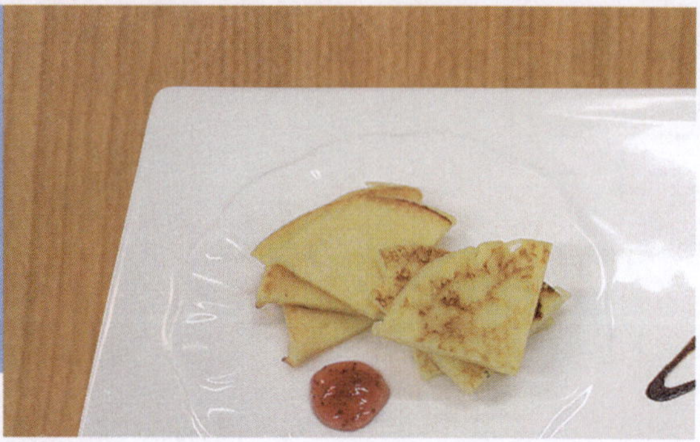

一、菜品介绍

此款薄饼色泽金黄、营养丰富、简单易做。做好后切成幼儿易于食用的小块，摆成各种可爱的造型，能够得到幼儿的喜爱，是幼儿早餐的较佳选择。

二、原料食材

- 主料：鸡蛋、面粉
- 辅料：胡萝卜、香葱
- 调料：盐

三、制作方法

1. 香葱洗净、切末，鸡蛋打液，在鸡蛋液中放入香葱末，加入适量面粉搅拌成黏糊状（但不能太干，否则鸡蛋糊倒入锅中时不容易薄薄地摊开）。
2. 将胡萝卜去皮、洗净后用中火蒸熟，切成小丁放入鸡蛋糊中。
3. 锅中倒入少量油，再倒入鸡蛋糊，将其均匀地摊开，撒上少许香葱及盐。
4. 鸡蛋糊用小火煎至金黄后，翻面同样煎成金黄色即可。

四、专家营养介绍

鸡蛋可提供多种矿物质和维生素，是幼儿饮食中铁、维生素D的重要来源之一；胡萝卜性味甘平，归肺脾，具有健脾化滞、清凉降热、润肠通便、增进食欲等功效，近代研究发现，胡萝卜含丰富的胡萝卜素，在体内可转变成维生素A，对促进婴幼儿的生长发育及维持正常视觉功能具有十分重要的作用，胡萝卜还含有一些膳食纤维，具有促进肠胃蠕动的作用。鸡蛋饼是家常饼、大众食品，但加上胡萝卜就是鸡蛋饼的变化了，胡萝卜营养价值很高，对食用者的眼睛有好处，对幼儿更是好处多多，所以，这道主食创意很好，味道、口感也很好。

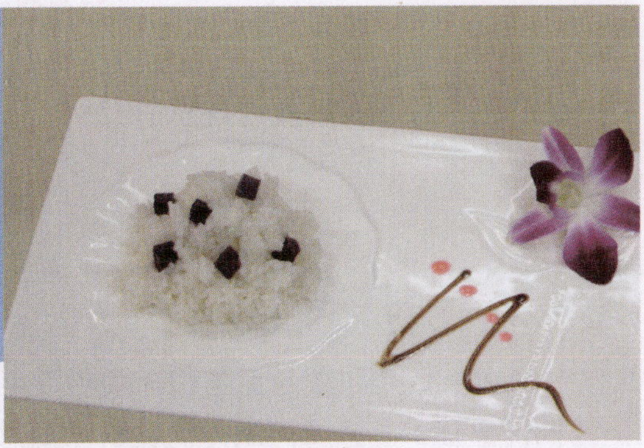

紫薯饭

ZISHUFAN

一、菜品介绍

此道主食用粗细搭配的紫薯和米饭改变了单一的饮食结构，紫薯香甜软糯、颜色独特，能够增强幼儿的食欲。在寒冷的冬天，为幼儿制作一份香喷喷、热腾腾的紫薯饭是一个非常不错的选择。

二、原料食材

■主料：大米、紫薯

■调料：核桃油

三、制作方法

1. 大米淘净，紫薯去皮、洗净、切小块。
2. 将紫薯块放于泡好的米中，向米中滴入几滴核桃油，放入电饭锅煮熟即可。

四、专家营养介绍

紫薯含有丰富的硒，易于被人体吸收，能有效抑制癌细胞的生长，预防癌症的发生，具有强大的抗癌功能；紫薯含有丰富的纤维素，能促进肠道蠕动，清理人体中的有毒物质并使其排出体外，保持大便畅通；紫薯还含有丰富的矿物质和黏液蛋白，能减轻人体机能障碍，清除人体毒素，提高机体免疫力。

爽口茄汁通心面

SHUANGKOUQIEZHITONGXINMIAN

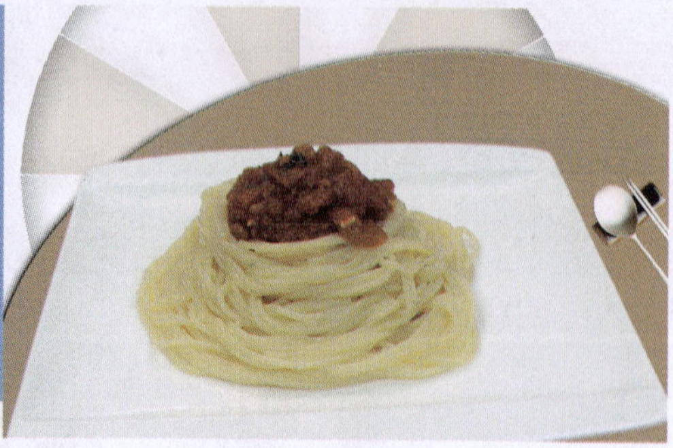

一、菜品介绍

此道主食用劲道的面条配上酸甜适中的酱汁，为习惯吃中餐的幼儿换换口味，让他们感受一下这道西式传统美食的魅力，也能为他们的生活提供更多的美味和快乐的体验。

二、原料食材

- 主料：意大利通心面、牛肉末、西红柿
- 辅料：洋葱、蒜
- 调料：黄油、盐、橄榄油、罗勒、黑胡椒粉

三、制作方法

1. 洋葱、蒜洗净、分别切碎，西红柿洗净、用热水烫一下去皮、切小块。
2. 锅中烧水，按照说明书上的要求煮意大利通心面，面煮好后过凉水，沥干水分，倒入适量橄榄油搅拌均匀。
3. 锅烧热，放适量黄油，让黄油在锅内融化后，放入牛肉末煸炒，至牛肉末变色后盛出。
4. 另起锅，锅中放少量橄榄油至 8 成热后，放入蒜末和洋葱末煸炒，炒出香味后放入西红柿丁，待西红柿变得黏稠后放入牛肉末，随后放入适量盐、黑胡椒粉、干燥罗勒，翻炒均匀后关火。
5. 将制作好的酱汁浇在意大利面上即可。

四、专家营养介绍

意大利面中富含蛋白质、碳水化合物等，益于幼儿肠胃的消化吸收，有改善贫血、增强免疫力、平衡营养等功效；牛肉中富含肌氨酸，可促进肌肉和骨骼的生长，特别适合处于生长发育期的幼儿食用，再搭配上西红柿和洋葱等富含维生素 C 的蔬菜，不仅可增进幼儿食欲、促进消化，还可提高幼儿自身的免疫力。

香菇鸡茸蔬菜包

XIANGGUJIRONGSHUCAIBAO

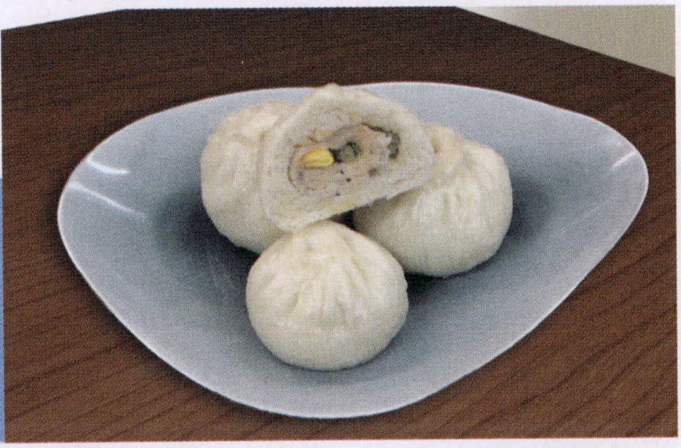

一、菜品介绍

包子是幼儿非常喜爱且简单易做的主食。此道主食用香菇、鸡茸搭配肉馅，既结合了香菇和鸡肉的鲜味，又不失蔬菜本身的清香口感，颜色搭配好看，又营养丰富，适于幼儿食用。

二、原料食材

- 主料：面粉、香菇、鸡胸肉、小白菜
- 辅料：葱、姜
- 调料：酵母、盐、油、十三香、生抽、料酒

三、制作方法

1. 将面粉、酵母、水混合揉制成表面光滑的面团后放到一边进行醒发。
2. 香菇、小白菜洗净、焯熟、切碎，鸡胸肉洗净、剁成泥，葱、姜洗净、切碎。
3. 向切成泥状的鸡肉内加入葱末、姜末和适量生抽、料酒、十三香、盐、油，搅拌均匀后腌制一会儿，加入焯好的香菇及小白菜，再搅拌均匀，制成馅料。
4. 将发酵好的面团揉成长条，切成剂子，擀成面皮，并将和好的馅料包在面皮里做成包子。
5. 将包子放在笼屉上，开大火，待水开后继续蒸约 15 分钟即可。

四、专家营养介绍

香菇有提高身体免疫、抗病毒等功效，可以帮助幼儿预防感冒病毒的侵扰，是应该多食用的健康食品；鸡肉富含丰富的蛋白质，易于消化吸收且脂肪含量低于猪肉等红肉，可谓是补充幼儿蛋白质的良好食材。这道香菇鸡茸蔬菜包荤素搭配合理、营养丰富，非常适合幼儿食用。

甜品、小点篇

冬季调理膳食

DONGJITIAOLISHANSHI

五仁包
WURENBAO

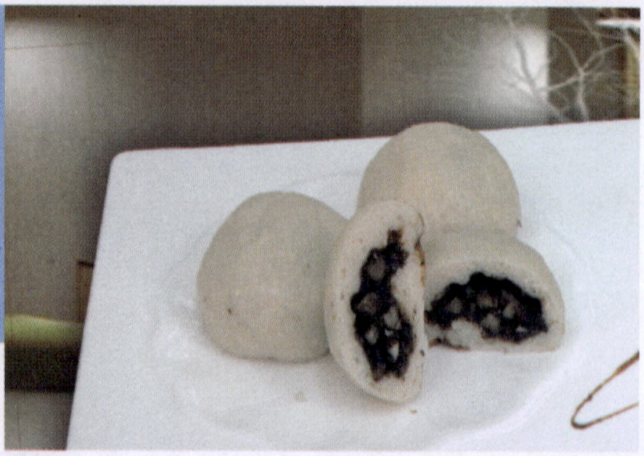

一、菜品介绍

香甜的五仁包是幼儿最喜欢的甜点之一。它含有丰富的食材——清香的松子仁、脆脆的花生仁、精细的芝麻、香甜的核桃仁和酥脆的榛子仁，幼儿经常食用可以强健身体。

二、原料食材

- 主料：花生仁、核桃仁、松子仁、榛子仁、芝麻仁、面粉
- 调料：油、白糖

三、制作方法

1. 把五仁碾碎，放入白糖，搅拌，擀成末，制成五仁馅。
2. 面和好后，擀皮并将皮中放入五仁馅包成豆包状，入屉蒸 15 分钟即可。

四、专家营养介绍

核桃具有补肾纳气、润肺止咳、化痰平喘、补气养血、健脑益智的功效；榛子性平、味甘，有调中开胃、养气血的功效，还含有人体合成骨骼所需的不饱和脂肪酸，有助于幼儿骨骼生长；松子含维生素 E、锌，可以补虚养血、润肺滑肠；花生性平、味甘、入肺，可补脾、益气、和胃、润肺、化痰，还含有丰富的蛋白质，有促进成长发育、补血、止血的功效；芝麻具有益肝补肾、滋阴养血、润燥、补血生津的功效。用五仁作馅蒸包，有营养，是冬季较好的花样主食，但若幼儿大便稀溏，则应少吃或不吃。

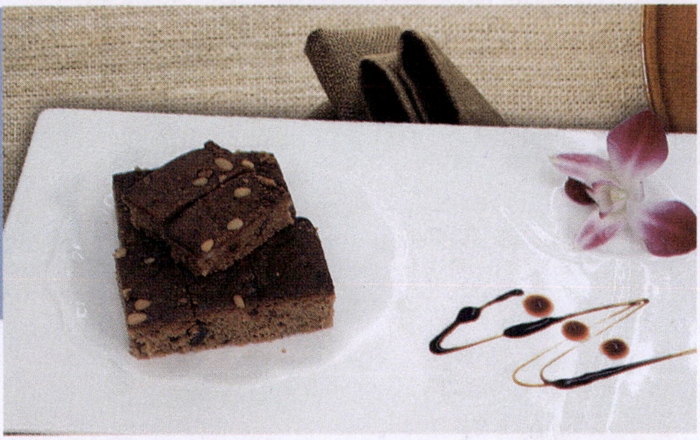

红枣糕
HONGZAOGAO

一、菜品介绍

本道小点食品材料丰富且味道甘甜、口感清爽、营养丰富，深受幼儿的喜爱。

二、原料食材

- 主料：面粉、紫米面
- 辅料：黑芝麻、葡萄干、枣泥、蜂蜜、核桃仁、松子

三、制作方法

1. 将葡萄干、黑芝麻浸泡、洗净。
2. 将面粉、紫米面、黑芝麻、葡萄干、枣泥、蜂蜜、核桃仁用适量水搅拌，和成发糕状，再放入蒸锅中蒸 20 分钟，关火后再焖 10 分钟。
3. 将蒸好的发糕倒入模具中，将松子撒在最上面，待发糕变冷后倒出，切块即可。

四、专家营养介绍

红枣味甘、性温，入脾胃二经，有补脾益气、养血安神的功效，红枣中还含有丰富的维生素 C、铁，可治脾胃虚弱、食少便溏。此款红枣糕味道不错，又可补脾益气，尤其适合贫血的幼儿。

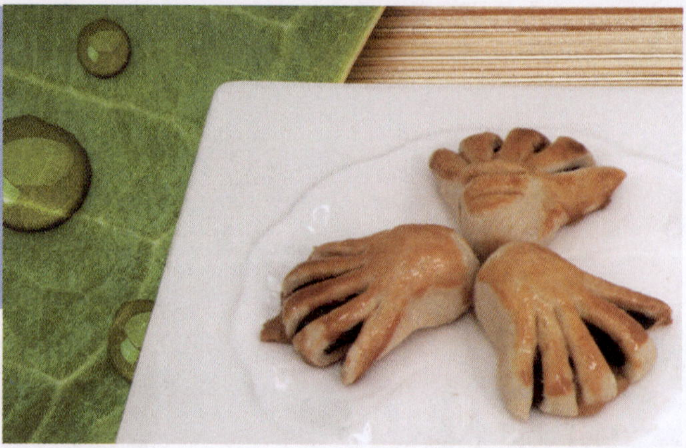

佛手酥

FOSHOUSU

一、菜品介绍

佛手寓意吉祥如意、幸福多多。选用这个形象搭配枣泥制作的甜点，味道香甜、形象逼真、软烂易食，非常适合幼儿食用。

二、原料食材

- 主料：面粉、红枣泥
- 辅料：鸡蛋
- 调料：油

三、制作方法

1. 将面和好，擀成皮，包入红枣泥馅。
2. 用刀划成佛手印形状后，刷一层油和鸡蛋液，上烤箱180度，15分钟后即可。

四、专家营养介绍

红枣味甘、性温，入脾胃二经，可养胃健脾、养血安神，非常适合幼儿食用，且本品外形很受幼儿喜爱，可以增进幼儿的食欲。

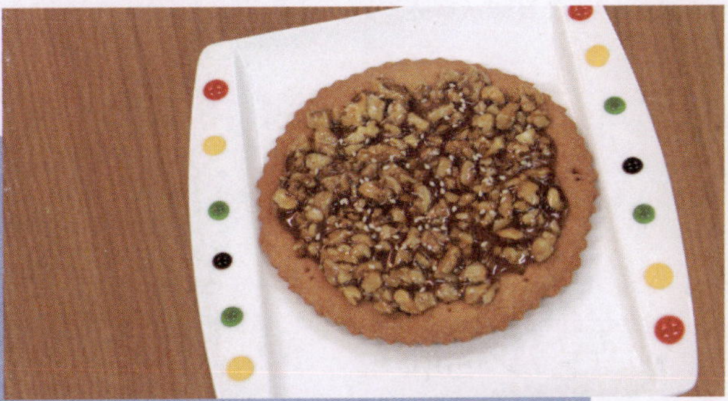

蜂蜜核桃派

FENGMIHETAOPAI

一、菜品介绍

松松酥酥的饼皮，配上香香脆脆的核桃仁和甜甜的蜂蜜，口感酥软香甜，幼儿一定会喜欢。

二、原料食材

■主料：低筋面粉、核桃碎

■辅料：蜂蜜、牛奶、鸡蛋

■调料：细砂糖

三、制作方法

1. 将细砂糖、蜂蜜放入锅中搅拌均匀并用小火加热，期间需要不停搅拌，直到糖浆开始变成浅咖啡色时关火。
2. 将牛奶煮至沸腾后放入核桃碎搅拌均匀，再缓缓倒入糖浆中，边倒边搅拌，制成核桃馅。
3. 最后将面粉倒入且搅拌均匀后，加入打散的鸡蛋液、水，揉成面团，盖上保鲜膜发酵 15 分钟。
4. 将发酵好的面团擀成薄片盖在派盘上，用手轻压使之与派盘贴合，去掉多余的边角，用叉子在派皮上扎出小孔。
5. 把做好的核桃馅放入派中铺平整，放在预热好的烤箱中层，180 度烤 25 分钟即可。

四、专家营养介绍

核桃性温，含有丰富的脂肪油、蛋白质、钙、磷、铁、胡萝卜素、维生素 B1、维生素 B2、糖类、烟酸、高质量抗氧化剂等营养素，能补肺敛肺、润肠通便、黑须发、保护心脏机能健康，还能有效地增强记忆力；蜂蜜能改进血液的成分，对肝脏有维护作用，能促进肝细胞再生，同时还有灭菌的效果，常常食用，不仅对幼儿牙齿无影响，还能在口腔内起到灭菌消毒的功效。

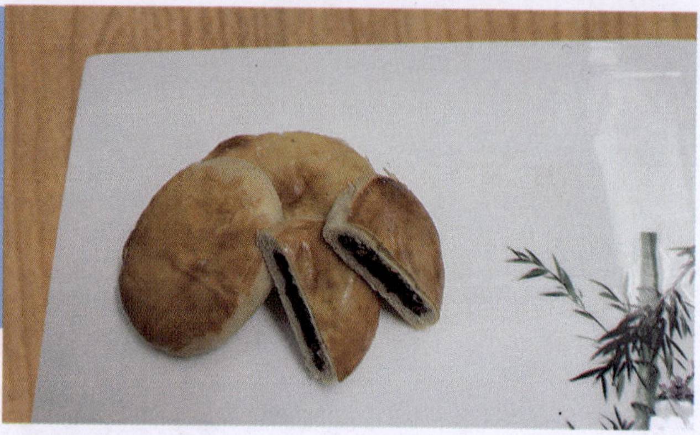

豆沙酥

DOUSHASU

一、菜品介绍

豆沙酥作为经典的中式点心，个头小巧、食用方便，恰到好处的香甜口味一直深受幼儿的喜爱。

二、原料食材

- 主料：高筋面粉、低筋面粉、红豆沙
- 辅料：鸡蛋（蛋黄）、黑芝麻
- 调料：细砂糖、色拉油

三、制作方法

1. 将高筋面粉、低筋面粉、细砂糖混合均匀，加入适量色拉油和鸡蛋黄液揉成面团，用保鲜膜覆盖醒 30 分钟。
2. 将红豆沙分为几份，揉成条状。
3. 将醒好的面团分为几份，分别擀成长片状，将红豆沙条放在中间，卷起捏紧，轻轻搓动几下，使面皮厚度均匀。
4. 用刀将面团切成约 2 ~ 3cm 的小段豆沙酥，刷上蛋黄液，撒少许黑芝麻，待预热烤箱后，将小段豆沙酥放入烤盘，中火烤制 15 分钟，待酥皮上色后即可。

四、专家营养介绍

红豆含有丰富的蛋白质、维生素 A、维生素 B、维生素 C 和植物皂素以及铝、铜等微量元素，有清热解毒、健脾益胃、利尿消肿、通气除烦等功效。

荸荠银耳莲子羹

BIQIYINERLIANZIGENG

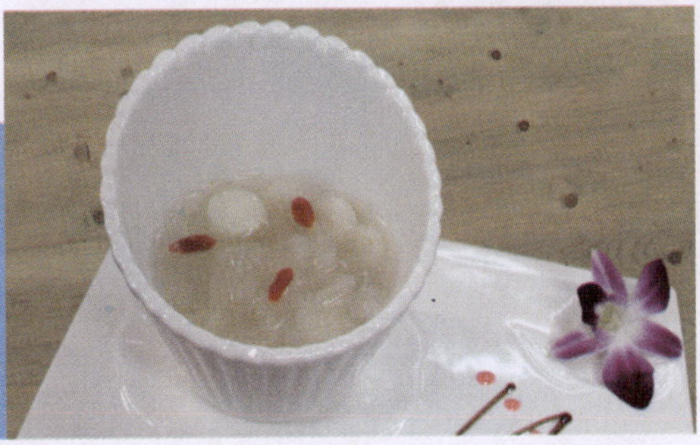

一、菜品介绍

此羹颜色清新、味道香甜，对幼儿的生长发育十分有益，是幼儿最喜欢的甜点之一。

二、原料食材

- 主料：荸荠、银耳、莲子
- 辅料：枸杞、百合
- 调料：冰糖

三、制作方法

1. 荸荠洗净、去皮、切小块，银耳用凉水泡发至软，去蒂后撕成小朵状，莲子洗净去掉莲芯，枸杞洗净，百合洗净、用凉水浸泡 30 分钟。
2. 锅中加水，放入荸荠块，大火烧开后转中火炖煮 10 分钟，放入银耳、莲子、百合，继续炖煮 30 分钟，加入枸杞和适量冰糖，继续炖煮一个半小时即可。（常温冷却后放入冰箱冷藏，食用口感会更佳。）

四、专家营养介绍

荸荠皮色紫黑、肉质洁白、味甜多汁、清脆可口，具有清热解毒、凉血生津、利尿通便、化湿祛痰、消食除胀的功效，自古有"地下雪梨"之美誉，北方人视之为"江南人参"。荸荠中的磷含量在根茎类蔬菜中是较高的，能促进人体生长发育和维持生理功能的需要，对牙齿、骨骼的发育很有好处，同时可促进体内的糖、脂肪、蛋白质三大物质的代谢，调节酸碱平衡，非常适于幼儿食用；银耳的营养成分相当丰富，含有蛋白质、脂肪和 17 种氨基酸、矿物质，人体所必需的氨基酸中的 3/4 银耳都能提供，其含有的钙、磷、铁、钾、钠、镁、硫等矿物质，营养价值很高，是一种高级滋养补品。